BEI GRIN MACHT SICH IHR WISSEN BEZAHLT

- Wir veröffentlichen Ihre Hausarbeit, Bachelor- und Masterarbeit

- Ihr eigenes eBook und Buch - weltweit in allen wichtigen Shops

- Verdienen Sie an jedem Verkauf

Jetzt bei www.GRIN.com hochladen und kostenlos publizieren

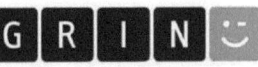

Bibliografische Information der Deutschen Nationalbibliothek:

Die Deutsche Bibliothek verzeichnet diese Publikation in der Deutschen National-bibliografie; detaillierte bibliografische Daten sind im Internet über http://dnb.d-nb.de/ abrufbar.

Impressum:

Copyright © 2019 GRIN Verlag
Druck und Bindung: Books on Demand GmbH, Norderstedt Germany
ISBN: 9783346160515

Marie Albrecht

Moderne Kommunikation zwischen Pharmaindustrie und Ärzteschaft in Zeiten der Digitalisierung. Status quo und die Chancen

GRIN Verlag

GRIN - Your knowledge has value

Der GRIN Verlag publiziert seit 1998 wissenschaftliche Arbeiten von Studenten, Hochschullehrern und anderen Akademikern als eBook und gedrucktes Buch. Die Verlagswebsite www.grin.com ist die ideale Plattform zur Veröffentlichung von Hausarbeiten, Abschlussarbeiten, wissenschaftlichen Aufsätzen, Dissertationen und Fachbüchern.

Besuchen Sie uns im Internet:

http://www.grin.com/

http://www.facebook.com/grincom

http://www.twitter.com/grin_com

Modul: Praxis-Projekt

„Status quo und die Chancen der Modernen Kommunikation zwischen Pharmaindustrie und Ärzteschaft in Zeiten der Digitalisierung"

Ingerfurth SRH Fernhochschule Riedlingen
Studiengang: Gesundheitsmanagement

Zum Prüfen versendet am: 22. Mai 2019

Von

Name: Marie Albrecht

2

Inhaltsverzeichnis

1.Einleitung

Im konkurrenzreichen Pharmamarkt werden die klinischen Fortschritte immer geringer. Dadurch wird die Differenzierung über Produkte immer schwieriger, die Kosten steigen und die Unternehmen geraten bei der Preisgestaltung zunehmend unter Druck, da die vermeintliche Innovation durch die Behörden nicht mehr entsprechend honoriert wird. Neue Regulierungen erschweren die klassische Marktbearbeitung durch den Außendienst und das Marketing. Der Arzt sieht vielfach keinen Mehrwert im Termin mit dem Pharmaberater oder MSL, sondern lediglich eine Verschwendung seiner Zeit, denn es werden ihm ja nur „wohlbekannte Themen verkauft". Folglich sinkt das Vertrauen und der direkte Zugang zum Kunden wird immer beschränkter, was die Industrie beim Marketing und Verkauf, aber auch im Medical, vor neue Herausforderungen stellt.[1]

In der Pharmabranche hat der Ansatz, den Mitarbeiter im Außendienst (Pharmaberater oder MSL) als reinen Informationsüberbringer einzusetzen eigentlich schon lange ausgedient. Die zunehmende Zugangsbeschränkung zum Kunden bestätigt dies immer mehr. Es geht vielmehr darum, den richtigen Kunden zum richtigen Zeitpunkt mit dem richtigen Inhalt über den von ihm gewünschten Kanal zu erreichen. Heute, in Zeiten der Digitalisierung bietet es sich natürlich an, digitales Medium gezielt regelmäßig zu nutzen. Für den Außendienstmitarbeiter bedeutet dies eine Veränderung hin zum Field-Based-Project-Manager, der durch die Digitalisierung eine zusätzliche Möglichkeit erhält, seinen Besuchen mehr Relevanz und Qualität zu verleihen.

Leider ist aber aktuell zu sehen, dass vor allem die niedergelassenen Ärzte allgemein sehr skeptisch der Digitalisierung gegenüber stehen und lediglich bereit sind nur das nötigste für die Digitalisierung im Gesundheitswesen zu machen[2], wie z.B. aktuell das Anschließen an die Telematik-Infrastruktur. Diese muss bis Ende Juni 2019 stattfinden sonst droht den Ärzten rückwirkend zum 01.Januar 2019 ein Regress von einem Prozent ihres Honorars[3]. Internet dient den Ärzten lediglich als Informationsquelle, weniger aber als Kommunikationsmedium.

Natürlich sind hier an der Stelle berechtigte Sicherheitsbedenken zum Datenschutz. Deutschland braucht ein praxistaugliches Modell für die sichere Übertragung und Speicherung der Daten. Dennoch lässt sich in den Überlegungen davon ausgehen, dass dieser wunde Punkt tatsächlich in den Griff zu bekommen ist, denn andere Länder sind in diesem Bereich seit Jahren schon viel weiter[4] und es funktioniert sehr sicher und erfolgreich. Deshalb wird sich diese Arbeit dem Thema Datenschutz nicht ausführlich widmen.

Die Abneigung zur Digitalisierung seitens der niedergelassenen Ärzte hängt also vermutlich teilweise mit mangelnder Aufklärung über die enormen Vorteile der neuen Kommunikationsart zusammen. Gleichzeitig lässt sich erahnen, dass die Ärzte und Krankenhäuser an Digitalisierung in manchen Bereichen gar nicht interessiert sind wegen zu viel Transparenz, die nicht immer erwünscht ist. Die niedergelassenen Ärzte sehen aktuell also nur wenige Vorteile der Digitalisierung im Gesundheitswesen allgemein. Auch die Vorteile[5] bei

---

[1] Vgl.: Thill, Klaus-Dieter; 2015
[2] Vgl.: Gmeiner, Andreas; 2016
[3] Vgl.: https://www.aerzteblatt.de/archiv/206064/Digitalisierung-Hausaufgaben-erledigen
[4] Vgl.: https://www.pharmazeutische-zeitung.de/e-rezept-bis-2022-unter-dach-und-fach/
[5] Vgl.: Smith, Alexandra; 2018

der Digitalisierung in der Kommunikation mit Patienten, Kollegen, Apothekern aber auch der Pharmaindustrie sind für sie nicht ganz einleuchtend im Vergleich zu dem zeitlichen und finanziellen Aufwand, den die Ärzte am Anfang investieren müssten. Außerdem vermuten sie, dass das Management des Umsetzens ziemlich anspruchsvoll ist. Für die Ärzte selbst bzw. ganze Arztpraxen scheint die Umwandlung unübersichtlich und in Zeiten der ständig überfüllten Wartezimmer aktuell als nicht so wichtig.

2. Digitalisierung allgemein – Definition/Historie

Zuerst sollte hier definiert werden was unter Digitalisierung zu verstehen ist. Es gibt eine Vielzahl von Definitionen die sich jedoch oft deutlich unterscheiden. Grob gesagt beschreibt die Digitalisierung die Umwandlung analoger Werte oder Daten in ein digital nutzbares Format.[6]

An diese Stelle ist es mit Sicherheit wichtig nochmal ins Detail zu gehen und den Begriff „Digital" genauer zu beschreiben denn, was heißt es überhaupt die Daten digital zu nutzen? „Digital" leitet sich vom lateinischen Wort "digitus" ab, was übersetzt „Finger" heißt.

In der Technik bedeutet „digital" allerdings, dass etwas mit einer begrenzten Zahl von Ziffern dargestellt ist, in der Praxis ist das heute das weit verbreitete Binärsystem. Die Daten werden dadurch in die Form von Bits und Bytes umgewandelt und werden so blitzschnell von A nach B geschickt. Die Basis für diesen Datenaustausch ist ein schnelles, leistungsfähiges Internet. Zur Verarbeitung werden Computer und Server benötigt, als Ausgangs- sowie auch Empfangsmedium kommt häufig zusätzlich auch ein Smartphone oder Tablet zum Einsatz.

Im allgemeinen Sprachgebrauch wird „digital" als Abgrenzung zu analoger Technik verwendet z.B. analoges Radio vs. digitales Radio. Unter dem Schlagwort „digital" werden oft auch einfach nur neue Technologien zusammengefasst, wie Smartphones, Computer, das Internet, etc. und darüber hinaus unter dem Begriff „Digitalisierung" dessen Integration und Nutzung in Berufs- und Privatleben.

Der Begriff „Digitalisierung" kann auch als digitale Wende beziehungsweise als dritte Revolution verstanden werden.[7] Dabei handelt es sich nicht um eine Technologie. Es geht dabei nicht um Hard- oder Software, Cloud, KI, Breitband oder die IT-gestützte Automatisierung von Prozessen. Nein, es geht um das Zeitalter Digitalisierung, indem wir uns alle gleichermaßen befinden. Es betrifft also jeden von uns, unseren Umgang unter- und miteinander. Es geht um unsere Umwelt, und um unser alltägliches Leben. Diese digitale Revolution, die wir gerade durchmachen, dürfte durchaus vergleichbar mit der Industriellen Revolution im 19. Jahrhundert sein da sie enorme Veränderungen und Erleichterungen in allen Bereichen des Lebens mit sich bringt. Die meisten Dinge, die früher analog erfolgten, wurden mittlerweile schon digitalisiert oder es wird gerade mit Hochdruck daran gearbeitet, sie zu digitalisieren wie zum Beispiel:

- **E-Mail** anstatt des klassischen Briefes.
- **Digitale Kommunikation** bedeutet Kommunikation mit Hilfe digitaler Medien wie SMS, WhatsApp Nachrichten, Videokonferenz, Skype usw.

---

[6] https://www.wissensdialoge.de/digitalisierung-was-ist-das-ueberhaupt/
[7] Wolf/Strohschen; 2018; S.57

- **Onlinebanking** also Bankgeschäfte über das Internet.
- **E-Commerce** also 24 Stunden am Tag, sieben Tage die Woche einkaufen zu können.
- **Navigationssysteme** die uns metergenau ans Ziel führen ohne den Weg mit einer Karte suchen zu müssen.
- **Elektronische Buchhaltung** zum Aufträge schreiben, Rechnungen aussenden, Zahlungseingänge verfolgen.
- **Streaming** ermöglicht bequem neueste Filme von zuhause anzusehen und Musik ganz legal über das Internet zu hören.
- **Digitale Fitness-App** misst unseren Puls, zählt von uns verbrauchte Kalorien sowie auch Schritte die wir am Tag gelaufen sind.
- **Sprachassistenten** wie Siri und Alexa, die uns unzählige Fragen beantworten können, wenn wir das wollen.

Dies ist nur eine Auswahl von den meist benutzten Erfindungen der Digitalen Revolution. Diese sogenannte Industrie 4.0 beinhaltet wiederum viele kleine Revolutionen und Evolutionen. Dazu gehören unter anderem: Cloud Computing, Big Data, Smart Home, Connected Car, Smart City, 3D-Drucker, KI (Künstliche Intelligenz), Blockchain, Kryptowährungen, Virtual Reality usw.

Die Digitalisierung ist in vollem Gange. Sie betrifft uns alle und sorgt für einen tiefgreifenden Wandel in jedem Lebensbereich. Die digitale Transformation eröffnet dabei große Chancen für mehr Lebensqualität, revolutionäre Geschäftsmodelle, effizienteres Wirtschaften aber auch enorme Fortschritte in Gesundheitswesen.

2.1. Digitalisierung in Gesundheitswesen Deutschland – Ist Zustand

Digitalisierung ist längst nicht mehr nur in technischen und mechanischen Branchen, sondern auch im Gesundheitswesen angekommen und die Prozesse entwickeln sich weiter. Viele Kliniken und Arztpraxen haben sich bereits entschieden den Weg der Digitalisierung zu gehen und sind auf ein komplett computergesteuertes System umgestiegen. Sie nutzen täglich viele Vorteile der Digitalisierung wie zum Beispiel:

- ✓ Zeitersparnis, da der Schreib- und Sortieraufwand wegfällt.
- ✓ Automatisierung verschiedener Prozesse, beispielsweise das Einlesen von Ultraschall- oder Röntgenbildern und das zuordnen zum entsprechenden Patienten.
- ✓ Möglichkeit neue Technologien zu nutzen, beispielsweise die Überwachung der Symptome per App und die dazugehörige Auswertung.
- ✓ Schnellere und einfache Kommunikation zwischen Ärzten und Angestellten, so dass sich Zeitersparnis und auch verbesserte Abläufe ergeben.

Diese genannten Vorteile spiegeln sich dann in der allgemeinen Zufriedenheit und das nicht nur bei den Mitarbeitern sondern vor allem auch bei den Patienten, die im Notfall sogar besser und schneller versorgt werden können. Hier verdient es noch die Telemedizin zu erwähnen die definitiv viel Potential bietet zum Beispiel in der Nachsorge, wenn dies auch noch ausbaufähig ist. Von Online-Terminbuchung über Chat-Sprechstunden bis hin zu Gesundheits – Checkups über App, die Möglichkeiten sind vielfältig, das Interesse da, wenn auch manchmal nur mäßig, an der Umsetzung mangelt es allerdings bisher noch.

Warum ist es so? Warum verweigern sich manche doch noch so vehement der Digitalisierung? Vielleicht weil nicht wirklich klar ist, was der Sinn und Zweck der Digitalisierung ist. Es ist kaum zu glauben aber teilweise sind immer noch Arztpraxen und Krankenhäuser zu finden, die heute noch die Patientenkarten händisch ausfüllen.

Für Patienten hat sich in diese Richtung bis jetzt sogar kaum was geändert oder sogar verbessert, auch wenn sich doch immer mehr Ärzte bereitstellen zum Beispiel Online – Sprechstunden anzubieten. Lediglich die Termin Vereinbarung online oder Rezeptanforderung bei Dauermedikation findet langsam Nutzer und wird sich somit mit Sicherheit bald wirklich etablieren. Dabei gibt es viele gute Beispiele im Ausland die eine optimale Nutzung der Digitalisierung im Gesundheitswesen zeigen.

2.2. Digitalisierung in Gesundheitswesen Ausland – Ist Zustand

Während Deutschland noch Informationen auf Papier austauscht, Arztbriefe immer noch postalisch versendet werden und die Politik an den Grundlagen der digitalen Vernetzung arbeitet, gehen andere Länder schon die nächsten Schritte. Ein Internationaler Vergleich der Bertelsmann Stiftung zeigt, dass das deutsche Gesundheitswesen bei der digitalen Gesundheit vielen anderen Ländern hinterher hinkt. Die Stiftung hat dabei analysiert wie aktiv die Gesundheitspolitik in den Ländern bei der Digitalisierung handelt.

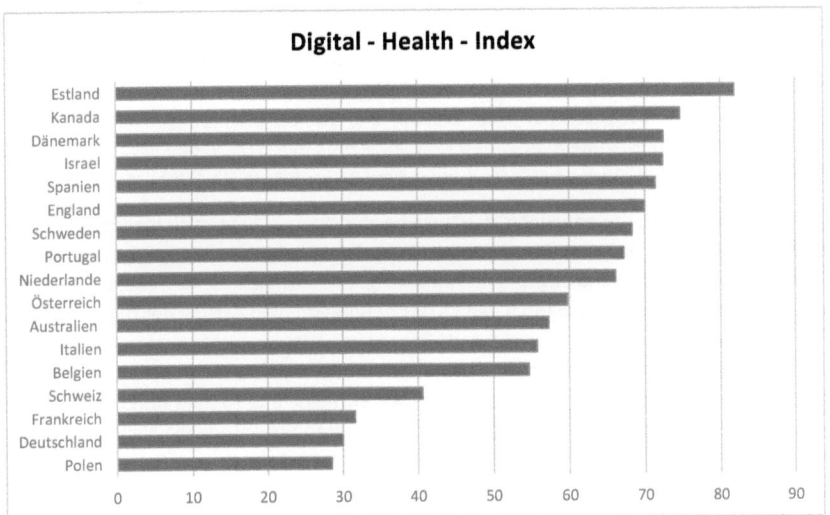

Abb. 1: Digital-Health-Index von 17 untersuchten Ländern (eigene Darstellung) nach Bertelsmann Stiftung[8]

Es wird bewertet welche Strategien es gibt, welche sind erfolgreich, welche technischen Technologien sind vorhanden und welche werden in Praxis tatsächlich genutzt. Aus der Analyse ist auch nochmal deutlich zu erkennen wie bedeutend zum Beispiel die elektronischen Patientenakten sind die gefährliche Arzneimittel – Wechselwirkung verhindern können. Der

---

[8] Vgl.: Bertelsmann Stiftung; 2018

ausgewertete Digital-Health-Index zeigt im internationalen Vergleich an, wie stark ein Land auf digitale Technologien setzt, wie in Abbildung 1 zu sehen ist.

Aus diesem Digital-Health-Index lässt sich ablesen, in welchen Ländern gute Voraussetzungen für erfolgreiche Digitalisierung im Gesundheitswesen sind, inklusive des Zugangs und der Fähigkeiten der Bevölkerung betreffend digitalen Information – und Kommunikationstechnologien. Eine 2014 durchgeführte Umfrage der EU-Kommission zur digitalen Gesundheitskompetenz[9] ergab ein ähnliches Bild.

Zudem hat sich gezeigt, dass eine zentralisierte und staatlich finanzierte Struktur eher vorteilhaft auf eine frühe Implementierung von Digitalisierung im Gesundheitswesen wirkt. Beispiele für diesen Typ sind die skandinavische Länder Schweden, Norwegen, Dänemark und Finnland. Dezentrale Strukturen scheinen die Schaffung übergreifender Standards und eine rasche Umsetzung eher zu verzögern. Beispiele für diesen Typ sind Länder wie Deutschland und Frankreich. Ebenso stehen sektorale Trennungen im Gesundheitssystem auf „ambulant" und „stationär" der einfachen Umsetzung der Digitalisierung tendenziell entgegen.[10]

2.3. Zwischenfazit

Es ist also mehr als deutlich wo Deutschland in Sache „Digitalisierung im Gesundheitswesen" steht und die Politik muss in Zukunft entschlossener handeln als in der Vergangenheit. Es kann nicht sein, dass sämtliche Akteure des Gesundheitssystems das Vorhaben gegenseitig blockieren da jeder einzelner Teilnehmer des Systems anderes Interesse an der Entwicklung der Digitalisierung hat, oder auch nicht[11]. Am Ende ist es vor allem der Patient, der diese Ignoranz ausbaden muss und der Staat der auf die enorme Einsparungen, die nach gut durchgeführter Digitalisierung zu erwarten sind, verzichten muss. Diese sind aktuell laut einer Studie von McKinsey & Company für Deutschland auf 34 Mrd. Euro jährlich berechnet[12].

Dazu ist es auch wichtig zu erwähnen, dass man bei der Umwandlung auch mehr die Nutzer, also Patienten und Ärzte, einbeziehen sollte, denn der digitale Wandel braucht eine breite Akzeptanz und entsprechend angepasste Aufklärung. Hier mangelt es noch massiv. Bei den Patienten ist die Situation dramatisch denn 81% der Bürger fühlen sich bei der Digitalisierung im Gesundheitswesen nicht ausreichend informiert, wissen nicht, was sie von der Digitalisierung zu erwarten haben oder wo Wissenslücken bestehen. Dabei sind 60% der Patienten bereit sich zu informieren und wünschen sich eine umfassende Aufklärung durch Ärzte, Krankenkassen oder Politik.[13] Naturgemäß etablieren sich technische Neuerungen am ehesten dort rascher, wo ihre Vorteile am deutlichsten zur erkennen sind. Somit ist es nicht verwunderlich, dass in den Ländern in denen Wegstrecken zum Arzt teils sehr weit sind wie zum Beispiel in Kanada oder Schweden, deutlich früher auf die Möglichkeiten neuer Technologien zurückgegriffen wurde.

---

[9] Vgl.: Europäische Komission; 2014
[10] Vgl.: Riedler, K.; 2016
[11] Vgl.:https://www.bundesrechnungshof.de/de/veroeffentlichungen/produkte/beratungsberichte/2019/2019-bericht-einfuehrung-der-elektronischen-gesundheitskarte-und-der-telematikinfrastruktur
[12] Vgl.: McKinsey&Company; 2018
[13] Vgl.: https://www.hcm-magazin.de/was-wird-von-einem-digitalen-gesundheitswesen-erwartet/150/10737/381441?xing_share=news, 07.12.2018

Bei den Ärzten spiegelt sich aktuell immer noch stark die allgemein unbefriedigende Situation bei der Entwicklung der Digitalisierung des deutschen Gesundheitssystems. Es ist nicht verwunderlich, dass viele Ärzte mit der latenten Skepsis die Digitalisierung selbst nicht aktiv vorantreiben wollen[14], dies eher als Störfaktor empfinden. Zumindest an manchen Bereichen der Digitalisierung, wie zum Beispiel die regelmäßige Digitale Kommunikation mit Patienten, Kollegen, Apothekern oder auch der Pharmaindustrie haben die Ärzte nur wenig Interesse, wie es eine kleine Umfrage am Ende dieser Arbeit belegt.

Dabei gibt es mehrere Untersuchungen und Studien die deutlich zeigen wie effizient, vorteilhaft und gleichzeitig einfach die digitale Kommunikation für alle Beteiligten sein kann. In weiterem Verlauf der Arbeit wird verstärkt auf die Kommunikation (analog & digital) zwischen Ärzteschaft und Pharmaindustrie näher eingegangen.

3. Kommunikation zwischen niedergelassenen Ärzten und Pharmaindustrie – Ist Zustand

Ärzteschaft und Pharmazeutische Unternehmen stehen durch Vertreterbesuche in regelmäßigem Kontakt. Der Außendienst ist nach wie vor die Informationsquelle Nr.1 für die niedergelassenen Ärzte. Rund 20 Millionen Mal pro Jahr sprechen ca. 15 000 gut geschulte Männer und Frauen im Auftrag ihrer Firmen persönlich bei Ärztinnen und Ärzten vor[15]. Das Gespräch mit dem Außendienstmitarbeiter sei die wichtigste Informationsquelle für Ärzte zu Produkten von Pharmaunternehmen – noch vor den Fortbildungsveranstaltungen, Veröffentlichungen in Fachzeitschriften und Informationsmaterial, das der Pharmareferent in der Arztpraxis zur Verfügung stellt.[16] Von 743 Ärztinnen und Ärzten bezeichneten 63% Gespräche mit Pharmareferenten als wertvoll, 47% sehen keine Alternative zum Pharmaaußendienst. Vertreterbesuche von pharmazeutischen Unternehmen und Versuche, das Verordnungsverhalten positiv zu beeinflussen, gehören zum Alltag in der Arztpraxis. Nach dem Verhaltenskodex, dem sich die Mitglieder des Vereins „Freiwillige Selbstkontrolle für die Arzneimittelindustrie" (FSA) unterwerfen, ist es unzulässig, Ärzten für die Verordnung oder Anwendung eines Arzneimittels jeglichen Vorteil zu gewähren. Die Marketing Aktivitäten der Pharm. Industrie sind außerdem streng durch das Arzneimittelgesetz (AMG) und Heilmittelwerbegesetz (HWG) reguliert. Der Besuch des Pharmareferenten beim Arzt ist also eine der wenigen Möglichkeiten für das Präparat einer Firma überhaupt zu „werben".

Der Pharmareferent kann als ein gern gesehene Besucher, informierter Gesprächspartner oder aber auch lästiger Vertreter und skrupelloser Verkäufer gesehen werden. Doch die Pharmazeutische Firmen fühlen sich bei neuen Präparaten geradezu verpflichtet, die Ärzte ausreichend über das Präparat und die optimale Therapie zu informieren bzw. auch zu diskutieren. Trotzdem werden Pharmaberaterinnen und –berater höchst unterschiedlich beurteilt. Ihre Kritiker würden sie am liebsten abschaffen. Andere freuen sich über fachliche Informationen, Gespräche auf Augenhöhe, Präparatemuster oder auch Fortbildungen.

Ein Gespräch zwischen Arzt und Pharmareferent dauert meistens 5 bis 10 Minuten, je nachdem ob es sich bei dem Gespräch um ein neues, innovatives Produkt handelt oder um ein

---

[14] Vgl.: Mihn, A.; 2019
[15] Vgl.: Lieb/Brandtönies; 2010
[16] Vgl.: Korzilius/Rieser; 2007

lange bewährtes Präparat das nicht mehr so gesprächsintensiv ist. Manchmal reicht die Zeit höchstens für ein kurzes „...Hallo" an der Theke, Generische Medikamente (Nachahmer Produkte) müssen überwiegend gar nicht mehr besprochen werden, da die Substanzen seit Jahrzenten als Standard Medikamente verordnet werden. Es ist aber auch nicht selten, dass ein Besuch bei Neueinführung eines Medikamentes durchaus eine halbe bis eine Stunde dauern kann. Geschätzt vierzig Prozent der Ärzte sind Termin - Ärzte, bei dem Rest führen die Pharmavertreter sogenannte Kaltbesuche aus, die ohne eine vorherige Zeitabsprache stattfinden.

Die eben beschriebene Kombination von Besuchslänge, verschiedenen Intensitäten der Gespräche, unterschiedlichen Ansprüchen der Ärzte und nicht zuletzt auch unterschiedliche Praxis Abläufe und Gewohnheiten führen oft zu zeitlichen Kollisionen, die für beide Seiten unangenehm und frustrierend sind. Diese führen dann dazu, dass die Gespräche entweder sehr chaotisch und unkonzentriert durchgeführt werden, so dass das Gespräch zum großen Teil lediglich auf den leicht bekömmlichen Small Talk begrenzt wird, oder sie müssen sogar gänzlich abgesagt werden. Über das Medikament wird kaum gesprochen, auch wenn dabei schon neue digitale Technologien in Form von Tablets (iPad) zum Einsatz kommen. Die Therapie selbst wird dann oft gar nicht mehr besprochen.[17] Dies ist natürlich nicht im Sinn des besuchten Arztes und schon gar nicht vom Pharmavertreter, der extra für das Gespräch oft sehr lange Wege auf sich nimmt, zumal er oft noch Wartezeit vor dem Gespräch einplanen muss.

Laut mehreren Studien zur „Betreuungsqualität des Pharma-Außendienstes aus der Perspektive niedergelassener Ärzte" geht heraus, dass die Ärzte auch verschiedene andere Anforderungen und Wünsche an die Pharmavertreter haben, die sich oft mit den gegebenen Voraussetzungen nicht (oder nicht immer) erfüllen lassen. So wünschen sich die Ärzte zum Beispiel interessante Präsentationen, gleichzeitig erwarten sie aber, dass der Referent schnellstens auf den Punkt kommt, damit der Arzt „weiter machen kann".[18] Die oft hektischen Situationen, die heutzutage in den überfüllten Praxen herrschen, lassen leider nicht zu die Arztbesuche auf dem nötigen Niveau durchzuführen. Der aktuelle Ärztemangel verschlimmert die Situation natürlich nochmal spürbar.

Weitere Art der Kommunikation ist ein Telefongespräch, das aber immer (oder fast immer) mit einem Zwischenglied verbunden ist und zwar mit eine Arzthelferin oder anderer medizinischer Angestellten. Diese ist entweder vom Arzt beauftragt den Pharmareferent anzurufen, um ihn dann mit dem Arzt zu verbinden oder ist sie diejenige, die am Apparat ist, wenn ein Pharmavertreter von sich aus den Arzt sprechen möchte. Schon bereits beim Lesen hier ist es jedem klar, dass dieser Weg sehr zeitaufwändig und logistisch ziemlich anspruchsvoll ist. Denn es ist zu erwarten, dass keiner von den tatsächlichen Gesprächspartnern im gleichen Moment für ein Gespräch spontan Zeit hat. Nicht selten sind diese Gespräche durchaus sehr wichtig, wenn es zum Beispiel um eine unerwünschte Arzneimittelwirkung geht oder eventuell um Lieferschwierigkeiten eines Präparates. Hier wäre eine E-Mail vom Arzt an das Smartphone des Pharmavertreters oder umgekehrt definitiv

---

[17] Vgl.: Murray, L.; 2018
[18] Vgl.: Klaus/Brandtönies; 2010

eine bessere Kommunikationsmöglichkeit, die beidseitig mehr Komfort und Zufriedenheit bieten würde.

Die nächste Möglichkeit mit den selektierten Ärzten zu kommunizieren ist mit der Organisation von Qualitätszirkeln und anderen Veranstaltungen, vor allem für Meinungsbildner und andere engagierte Ärzte, verbunden. Diese hochqualifizierten Veranstaltungen werden meistens bei der Einführung von neuen Präparaten durchgeführt, um die wichtigen Informationen im Kreise der erfahrensten Mediziner zu diskutieren. Veranstaltungen dieser Art sind bei den Ärzten sehr beliebt und hoch angesehen. Entsprechend gesprächs- und kontaktfreudig sind die Teilnehmer dabei, da das Ganze in Ruhe, ohne zeitliche Begrenzung und Hektik stattfindet. Außerdem bekommen die Ärzte für die Teilnahme an der Veranstaltung hoch begehrte Fortbildungs-Punkte der Ärztekammer, die sie in bestimmtem Zeitraum sammeln müssen um sich erneut „Zertifizieren" zu lassen. Gespräche bei Symposien und Kongressen lassen sich im Wesentlichen nicht beeinflussen, maximal kann im Voraus eine Verabredung geplant werden mit gezielten Themen des Gesprächs. Dies geschieht aber äußerst selten.

Es ist also mehr als deutlich, dass die beschriebenen Kommunikationsmöglichkeiten im niedergelassenen Bereich, bis auf den Qualitätszirkel, aktuell ziemlich unbefriedigend und nicht mehr zeitgemäß sind und lässt erahnen, dass die Kommunikation zwischen niedergelassenen Ärzten und der Pharmaindustrie in Zukunft anders aussehen muss.

4. Digitalisierung der Kommunikation zwischen Ärzteschaft und Pharmaindustrie allgemein

Im Klinischen Bereich ist die Kommunikation über verschiedene digitale Medien bereits besser etabliert. Immer mehr Pharmaunternehmen reagieren dort auf die Bedürfnisse ihrer Zielgruppe und kommunizieren direkt mit ihren Kunden über neue Kanäle, und daneben auch traditionell über Fax, Telefon und Print, denn die Digitalisierung alleine macht kein Unternehmen erfolgreicher, die Mischung mit den bestehenden kommerziellen Modellen, sogenannte Orchestrierung der verschiedenen Kanäle (Multichanel), macht den Unterschied, hier zählt das *„Sowohl als auch"* nicht das *„Entweder oder"*!

Orchestrated Customer Engagement (OCE) ist die konsequente Weiterentwicklung von Multichanel-Marketing (MCM). Der strategische Ansatz liegt darin, die Nutzung von verschiedenen Kanälen für die Kommunikation mit Ärzten bzw. Kunden allgemein, in die gleichberechtigte Zusammenarbeit von Marketing, Vertrieb und IT zu legen. Information an die Ärzte könnte dann tatsächlich kanal- und abteilungsübergreifend, *orchestriert und individualisiert* zur Verfügung gestellt werden.

4.1. Die Stärke des „Sowohl als auch"

Es haben sich in Kliniken und auch ersten Pilotprojekten im niedergelassenen Sektor drei Schlüsselkategorien von Kommunikationswegen bewährt. Die ausgewerteten Daten zu diesen Kommunikationsversuchen zeigen sehr positive Ergebnisse, die auch für die Kommunikation mit Ärzten im niedergelassenen Bereich zuversichtliche Stimmung erlauben.

4.1.1. Kategorie „Live"

Das Gespräch zwischen Arzt und Pharmareferent von Angesicht zu Angesicht. Diese Form von Kommunikation ist natürlich ideal, wenn sie optimal abläuft. Dies erfordert gute Planung von beiden Seiten, eine hohe Empathie, persönliche Identifizierung und Einvernehmen, zusätzlich hohe Sozial- und Kommunikationskompetenz des Pharmavertreters. Hierzu gehören nicht nur die klassischen persönlichen Besuche in der Praxis sondern auch „virtuelle" Besprechungen, wie zum Beispiel Telekonferenzen per Skype oder Online-Plattformen, die sehr gute Feedbacks von beteiligten Ärzten bekommen haben, wie es die Abbildung 2 darstellt.

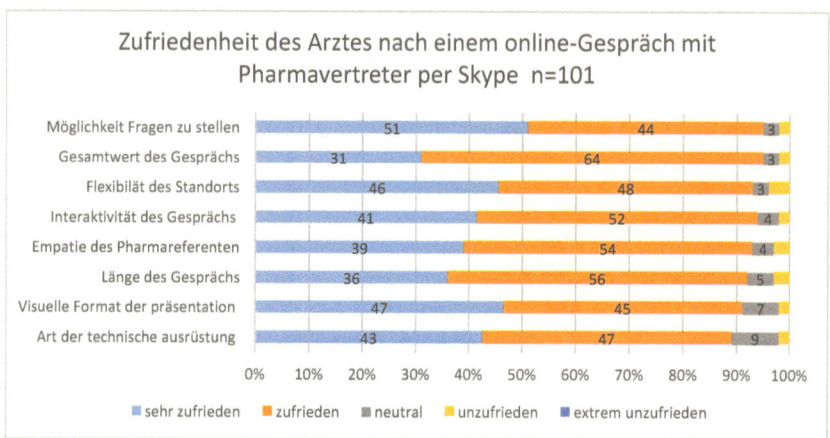

Abb. 2: Befragung von 101 Fach- und Allgemeinärzte (eigene Darstellung)[19]

Zu dieser Kategorie gehören aber auch die klassischen Telefongespräche mit selektierten Ärzten. Diese erweisen sich sogar als effizienter als manche face to face Gespräche in Bezug auf Produkt-, Indikation- und Konkurrenzthemen, wie die Abbildung 3 zeigt.

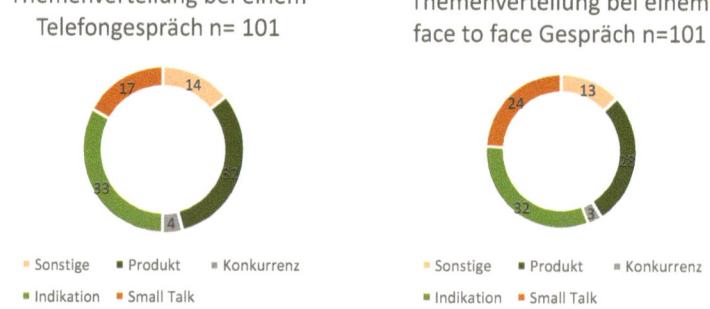

Abb. 3: Vergleich von Themenverteilung bei einem Telefongespräch versus face to face Gespräch[20]

---

[19] Vgl.: Murray, L.; 2018
[20] Vgl.: Murray, L.; 2018

Die Wahrscheinlichkeit, dass das per online oder per Phone besprochene Produkt in Zukunft von teilnehmenden Ärzten verordnet wird, ist sehr zufriedenstellend – Abbildung 4. Auch die Gesprächslängen bei online- und Telefongesprächen erwiesen sich durchschnittlich länger (10-20 min.) als bei den face to face Gesprächen (5-10 min.) – Abbildung 5.

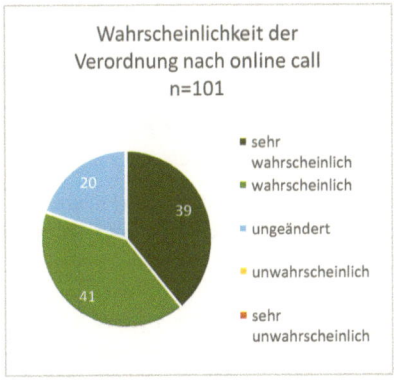

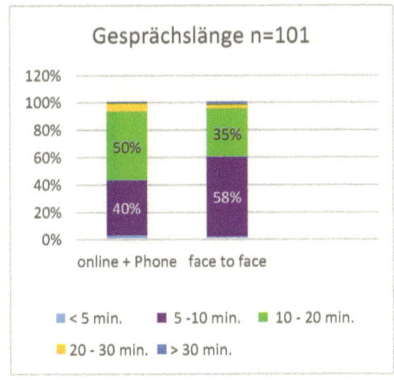

Abb. 4: Wahrscheinlichkeit der Verordnung nach online call[21]
(eigene Darstellung)

Abb. 5: Gesprächslänge Phone vers. face to face[22]
(eigene Darstellung)

Diese Werte lassen sich auch sehr gut nachvollziehen, da die Telefonanrufe meistens vorab geplant sind und die face to face Besuche, wie schon erwähnt, sehr oft spontan sind. Diese spontanen s.g. "Kaltbesuche" erlauben in der Praxis keine längeren Gespräche als 10 Minuten. Die geplanten Besuche mit Termin sind dann in der Abbildung mit der Zeitspanne 10 - >30 min. repräsentiert.

Sämtliche Aktivitäten und Interaktionen müssen sorgfältig und vollständig dokumentiert werden, damit alle beteiligten Abteilungen (Marketing, Vertrieb und IT) den Verlauf jeder Zeit verfolgen und nachvollziehen können.

4.1.2. Kategorie „Persönliche digitale Kommunikation"
Hierbei handelt es sich um personalisierte Kontakte, bei denen jedoch digitale Mittel zum Einsatz kommen, die auf die Interessen des Empfängers zugeschnitten sind. Auch in diesem Fall müssen die persönliche Identifizierung und das Einverständnis seitens des Arztes vorhanden sein. Zu dieser Form der Kommunikation gehören zum Beispiel persönliche E-Mails, soziale Kanäle wie WhatsApp oder ähnliches. Ganz wichtig sind in dieser Kategorie die virtuellen Meetings oder Webinars. Auch hier ist lückenlose Dokumentation erforderlich.

4.1.3. Kategorie „Nicht-persönliche digitale Kommunikation"
Hier haben die Mediziner Zugriff auf verschiedene digitale Kanäle wie Webseiten, Zeitschriftenartikel, Blogs oder Massen-E-Mails (sogenannte Mailings) mit einer Abmeldeoption. Bei dieser Form der Kommunikation findet kein persönlicher Kontakt statt

---

[21] Vgl.: Murray, L.; 2018
[22] Vgl.: Murray, L.; 2018

und somit sind keine persönliche Identifizierung und kein Einvernehmen erforderlich. Die Aktivitäten werden über die entsprechenden Plattformen mittels Cookies gebündelt.

4.2. Voraussetzungen für digitale Kommunikation zwischen Pharmaunternehmen und Ärzten

Es lässt vermuten, dass die oben beschriebenen digitalen Kanäle durchaus im niedergelassenen Bereich gut genutzt werden können. Manche Ärzte sind bestimmt auch schon jetzt mit Kollegen, Apothekern, womöglich auch mit manchen Patienten digital verbunden und vereinzeln vielleicht sogar auch mit Pharmavertretern, wenn dies auch, bis auf die Meinungsbildner, definitiv eine Ausnahme ist. Mit großer Wahrscheinlichkeit nutzen manche Ärzte bereits auch Möglichkeiten der Informationsbildung aus den angebotenen Plattformen und Webseiten oder auch online-Kursen und Weiterbildungen.

Die Kommunikation mit Ärzten muss sich unbedingt nach den sich entwickelnden Präferenzen richten. Präferenzen sind wichtig um inhaltlich zielgenaue Informationen zusammenstellen zu können. Es sollte ein Mix von Kommunikationskanälen angeboten werden, der die gewünschten Informationen zum richtigen Zeitpunkt an der richtigen Stelle, je nach Zielgruppe und Situation, bereitstellt. Diese maßgeschneiderte Kombination aus Live-Kontakt, digitalisiertem persönlichen Kontakt und nicht-persönlichem Kontakt scheint in dieser Zeit die optimale Lösung für erfolgreiche Kommunikation zwischen Ärzten und Pharmavertretern zu sein.

4.2.1. Rechtliche Voraussetzungen für digitale Kommunikation zwischen Pharmaunternehmen und Ärzten

Damit das Pharmaunternehmen einen Arzt auf spezifischen Kanälen zusätzlich zu persönlichen Vertriebsaktivitäten kontaktieren kann, muss seit Mai 2018 im Rahmen der Datenschutzgrundverordnung eine unabdingbare Voraussetzung erfüllt sein. Nur mit einer ausdrücklichen Einwilligung vom Arzt, dem sogenannten „Consent", darf das Pharmaunternehmen auf diese Weise, nämlich digital, mit dem Arzt kommunizieren. Darüber hinaus wird dadurch auch erlaubt, Datensätze, die während der Kommunikation geteilt werden zu sammeln und intern zu verarbeiten. Das können neben Namen und Standort beispielsweise das Fachgebiet, die bevorzugten Therapiegebiete oder Präferenzen bezüglich der Kontaktaufnahme sein. Diese „Absprache" garantiert den Ärzten auch die Möglichkeit, ihre gespeicherten Daten einzusehen und gegebenenfalls unwiderrufbar löschen zu lassen. Für das Pharmaunternehmen sind diese Informationen die Basis für optimalen, personalisierten Informationsmix. Ein eventueller Compliance-Verstoß lässt sich nur durch einen gültigen Nachweis der Einwilligung verhindern, unabhängig davon ob die Einwilligung digital oder manuell zustande kam. Nicht-Auffinden oder Fehlen von Consent-Datensätzen kann empfindliche Strafen nach sich ziehen. Wichtig dabei ist zu bedenken, dass die Einwilligung die rechtliche Grundlage für jede Form der Kommunikation ist. Persönliche Präferenzen der Ärzte, in Bezug auf Inhalte der Kommunikation dagegen rechtlich nicht bindend sind.[23] Für diese Aufgabe sollte ein Consent Management betrieben werden, das interdisziplinär über alle beteiligten Abteilungen geführt sein muss, wie die Abbildung 6 zeigt.

---

[23] Vgl.: IQVIA 2018

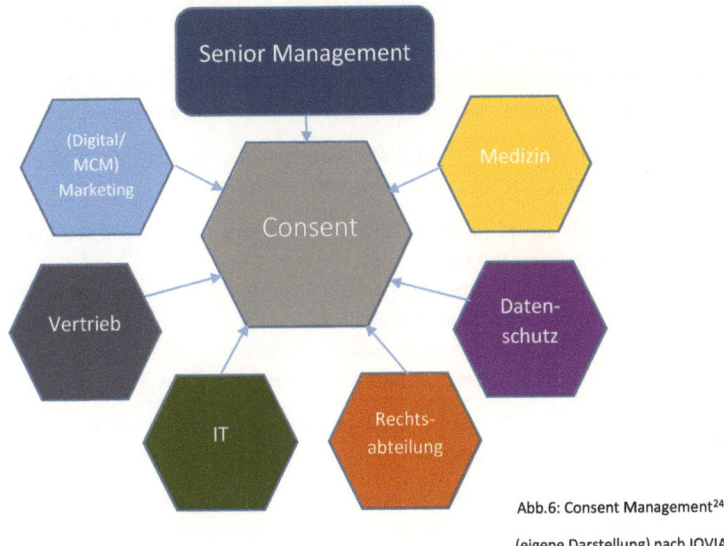

Abb.6: Consent Management[24]

(eigene Darstellung) nach IQVIA

- **Marketing** – passt Marketingaktivitäten der Strategie an
- **Vertrieb** – funktioniert als Bindeglied zum Außendienst bei der Einwilligungsgenerierung
- **IT** – entwickelt und betreut effiziente und regelkonforme Prozesse und Systeme
- **Rechtsabteilung** – gewährleistet die rechtliche Korrektheit von Prozessen und der Einwilligungserklärung
- **Datenschutz** – koordiniert die Umsetzung von DSGVO in Verbindung mit Consent Management
- **Medizin** – sammelt Einwilligungen und Präferenzen von Ärzten über MSL´s im Zuge von Kongressen und Events

Diese Zusammenarbeit funktioniert bereits meistens sehr gut (wenn auch manchmal ziemlich langsam) bei der Erstellung von Apps für den Vertrieb und die Zusammenstellung von Abgabematerial in Papierform. Lediglich die Datenschutzabteilung wird hier zusätzlich hinzugerufen.

4.2.2. Voraussetzung - „Die Sinnhaftigkeit der digitalen Kommunikation zwischen Pharmaunternehmen und niedergelassenen Ärzten"

Dass die Kommunikation im niedergelassenen Sektor so wie sie bis jetzt läuft, in naher Zukunft nicht mehr funktionieren wird, ist bereits klar. Die traditionellen Vertriebsmodelle müssen durch neue technologische Lösungen ergänzt werden. Dabei ist es laut Studien und Befragungen eindeutig, dass die neuen Formen der Kommunikation nicht automatisch die „alten" vollständig ersetzen sollen, sondern als zusätzliche Option zu Verfügung gestellt werden. Vielmehr geht aus den Ergebnissen hervor, dass eine gesunde Mischung der

---

[24] Vgl.: IQVIA 2018

Kommunikationsmöglichkeiten als positiv zu bewerten ist. So gaben 50% der Fachärzte (n=101; niedergelassene Allgemein- und Kinderärzte) an, dass für sie künftig eine Gestaltung der Gespräche mit 50% Online (bzw. digital) - Kontakt und 50% Kontakt vor Ort ideal sei. Diese Befragung fand 2-4 Wochen nach ihrer letzten elektronischen Fachbesprechung statt. [25]

Die fünfzig Prozent der digitalen Form der Kommunikation würden sich also aus folgenden Kommunikationskategorien und - arten zusammensetzen:

- Kategorie „Live" – a) Gespräch zwischen Pharmareferent und Arzt in Form von Skype, geplant, terminiert

    b) Telefonische Gespräche zwischen Pharmareferent und Arzt, geplant, terminiert, oder auch spontan
- Kategorie „Persönliche digitale Kommunikation"

    a) persönliche E-Mails, soziale Kanäle wie WhatsApp

    b) hier bietet sichan Fachbesprechungen in kleineren Gruppen per Video Konferenz zu organisieren, zum bestimmten Thema oder Anliegen.

    c) auch für die bereits erwähnten Qualitätszirkel und ähnlichen Veranstaltungen könnte das Format der Video Konferenz als alternative zur Live Veranstaltung dienen. Die folgende Abbildung 7 zeigt, dass die Ärzte Veranstaltungen (in Dunkelblau) bei Einführung eines Präparates oft bevorzugen. Eine digital durchgeführte Veranstaltung könnte zwar für manche mehr für andere eventuell weniger ansprechend sein, als zusätzliche Veranstaltung würde sie aber mit Sicherheit ihren Platz und Befürworter finden.

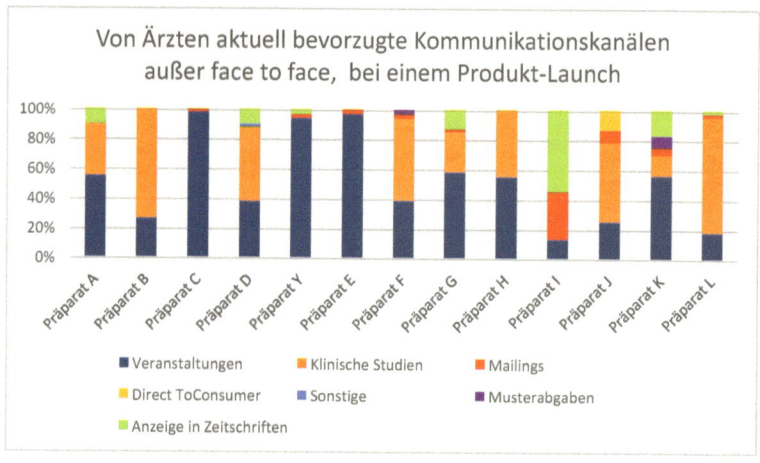

Abb. 7: Bevorzugte Kommunikationskanäle beim Produkt-Launch[26] (eigene Darstellung nach IQVIA)

[25] Quintiles, 2012
[26] Vgl.: IMS Health; 2016

- Kategorie „Nicht-persönliche digitale Kommunikation"
  verschiedene digitale Kanäle wie Webseiten, Zeitschrift- Artikeln, Blogs oder Massen-E-
  Mails (s.g. Mailings) mit einer Abmeldeoption, personalisiert nach Präferenzen (kein
  Muss). Materialien in dieser Kategorie sind nicht mehr vom Pharmareferent zur
  Verfügung gestellt, sondern von zuständigen Marketing Abteilungen.

Aus Sicht der Pharmareferenten und aufgrund der vorgestellten Studien- und Umfrage-
ergebnissen macht die Zusammensetzung der Kommunikation wie oben beschrieben definitiv
Sinn. Die Kommunikation wäre in dieser Form absolut zeitgemäß und könnte beiden Seiten
optimale Kommunikation und Zusammenarbeit bieten.

4.2.3. Voraussetzung – „Interesse an der digitalen Kommunikation von Seiten der niedergelassenen Ärzte"

Dieser Punkt könnte die größte Hürde für die Umsetzung des Projektes für den
Pharmareferenten sein. Denn aus welchem Grund auch immer weigern sich immer noch viele
Ärzte gegen den Anschluss an das Internet in ihren Praxen. Viele argumentieren mit Angst vor
Datenmissbrauch und anderer Datenkriminalität, was auch bis zur gewissen Grenze durchaus
regulär und nachvollziehbar ist. Allerdings gibt es mittlerweile unzählige Möglichkeiten diese
Daten zu schützen. Es sind aber auch dutzende Fälle bekannt bei denen die Patienten-
Krankenakten in Papierform ungeschreddert im Altpapiercontainer gefunden worden sind.
Somit sind die Patientenakten gegen Datenmissbrauch nicht absolut geschützt. Daten in der
Arztpraxis sind nichts Neues, Modernes oder gar Ungewöhnliches. Sie gehören dazu wenn ein
Heilberuf korrekt und ordentlich ausgeübt werden soll. Die evidenzbasierte Behandlung von
Symptomen kann nur mit Daten funktionieren. Hier gilt sogar: je mehr Daten vorhanden sind,
umso genauere Aussagen und Therapievorschläge lassen sich treffen. Daten sind weder gut
noch schlecht. Daten sind lediglich Fakten oder Tatsachen, die ohne sie zu werten, einfach nur
neutral dokumentiert sind.

Nichtsdestotrotz gibt es tatsächlich in der Ärzteschaft eine offenbar relevante Bewegung von
Internetanschlussverweigerern, auch jenseits derjenigen, die sich aus Bequemlichkeit darum
nicht kümmern wollen. Hier könnte es auch möglich sein, dass manche der Verweigerer die
modernste digitale Form nicht immer mögen oder der Umgang mit Digitalmedien für sie in
gewisser Weise fremd ist, wie es die Abbildung 8 an Beispiel der Bevölkerung in UK gut
darstellt. Es ist kein Geheimnis, dass Bürger die aus der Generation der Jahrgangs vor 1981
sogenannte „Digitale Immigrants" sind, die nicht mit digitalen Technologien aufgewachsen
sind, sondern diese Technologien erst im Erwachsenenalter kennengelernt haben und für
diese Art der Kommunikation nicht immer offen sind, dies gilt mehr oder weniger in allen
Ländern gleich. Ein schneller Nachrichtenüberblick via Smartphone, dann ein kurzer E-Mail-
Check auf dem Laptop und das war's dann auch, mehr ist oft nicht drin. Natürlich gilt es
keineswegs für alle Ärzte die älter sind als 35 Jahre sind, trotzdem ist dies ein nicht zu
vernachlässigender Grund zur Ablehnung der Digitalisierung.

Zum Glück ist die Anzahl groß, vor allem bei jüngeren Ärzten, die voll digital nativ sind und
würden die beschriebene digitale Form der Kommunikation begrüßen. Die Bezeichnung
„Digital Native" kommt aus dem englischsprachigen Raum, wobei "Native" so viel bedeutet
wie „Eingeborener". Dies deutet auch schon an, dass der Begriff Digital Native jene Generation

umschreibt die versiert mit den neuesten digitalen Technologien umgehen kann. Die Zugehörigen der Generation wurden in dieses Zeitalter hineingeboren.

Die Generationen, ihr Umfeld und ihre Vorlieben

	Naturista (geboren vor 1945)	Baby Boomers (1945 – 1960)	Generation X (1961 – 1980)	Generation Y (1981 – 1995)	Generation Z (nach 1995 geboren)
Prägende Erfahrungen	Zweiter Weltkrieg Rationierungen Starr definierte Geschlechterrollen Rock'n'Roll Kernfamilie Festgelegtes Frauenbild	Kalter Krieg Wirtschaftswunder Swinging Sixties Mondlandung Jugendkultur Woodstock Familienorientierung Zeitalter der Teenager	Ende des Kalten Kriegs Mauerfall Reagan – Gorbatschow Thatcherismus Live Aid Der erste PC Anfänge mobile Technologie Zunahme von Scheidungen	Terroranschläge 9/11 Playstation Social Media Invasion im Irak Reality TV Google Earth	Wirtschaftlicher Abschwung Erderwärmung Globalisierung Mobile Devices Energiekrise Arabischer Frühling Eigene Medienkanäle Cloud Computing Wikileaks
Anteil an arbeitender Bevölkerung in % (in UK)	3 %	33 %	35 %	29 %	Teilweise in befristeten Arbeitsverhältnissen oder in Ausbildung
Ziel	Eigenheim	Jobsicherheit	Work-Life-Balance	Freiheit und Flexibilität	Sicherheit und Stabilität
Haltung zu Technologie	Weitgehend uninteressiert	Erste IT-Erfahrungen	Digital Immigrants	Digital Natives	"Technoholics" abhängig von der IT, nur begrenzte Alternativen
Haltung zu Karriere	Lebenslange Jobgarantie	Karriere im Unternehmen, wird von den Angestellten mitgestaltet	Karriere bezieht sich auf den Beruf, nicht mehr auf den Arbeitgeber	Digitale Unternehmer Arbeit "mit" Organisationen, nicht "für" Organisationen	Multitasking-Karriere Übergangsloser Wechsel zwischen Unternehmen und "Pop-up"-Business
Typisches Produkt	Auto	Fernseher	PC	Tablet / Smartphone	Google Glass Nanocomputer 3-D-Drucker Fahrerlose Autos
Medien Kommunikation	Brief	Telefon	E-Mail und SMS	Text oder Social Media	Mobile oder in die Kleidung integrierte Kommunikationsmedien
Bevorzugte Kommunikation	Face-to-Face Meetings	Face-to-Face, zudem Telefon und E-Mail	Text Messaging oder E-Mail	Online und Mobile (SMS)	Facetime

INTERNET WORLD Business 22/14   Quelle: Futurelux

Abb.8: Generationen und ihre Medien Nutzung[27]

„Digital Natives" sind mit den vielseitigen Möglichkeiten aufgewachsen, die Computer und das World Wide Web mit sich bringen. Diese Generation ist mit Laptop, Smartphone oder Tablets aufgewachsen[28] und bei diesen Ärzten muss der Kommunikationswandel anfangen, dazustoßen werden früh oder später sowieso fast alle.

4.2.4. Voraussetzung – Interesse des Arztes an dem besprochenem Produkt und Indikation für eine erfolgreiche digitale Kommunikation

Es liegt auf der Hand, dass sich ein Arzt nicht zur Verfügung stellt, ein Gespräch mit dem Pharmareferent per Skype oder Facetime zu führen (meistens dann nach der Sprechstunde), wenn das Thema für ihn nicht interessant ist. Per Videokonferenz ein Medikament zu besprechen, das bereits seit 8 Jahren auf dem Markt ist, wird definitiv für einen erfahrenen Arzt uninteressant wenn nicht sogar ärgerlich, da ihm das nur unnötig wertvolle Zeit raubt. Es sei denn er selbst hat eine oder mehrere Fragen dazu und wird dieses online Gespräch selbst initiieren.

Bei einem neuem Präparat, das gerade eingeführt wurde, könnte dies allerdings sehr gut funktionieren und das sowohl in Zweiergesprächen (Pharmareferent & Arzt) oder auch in einer Gruppe, wie zum Beispiel einem Qualitätszirkel oder ähnlichem. Natürlich könnte hier für eine kurze Frage das Telefon (wenn es schnell gehen muss) oder eine E-Mail reichen, wenn es aber notwendig ist auch bildlich was zu zeigen, wäre eine Skype- oder Videokonferenz eine sehr gute Alternative zum persönlichen Besuch in der Praxis. In der Launch-Phase sind die

---

[27] https://i.pinimg.com/originals/13/49/2f/13492f3d873de6bec96d645dee851d8e.png
[28] https://www.gruenderszene.de/lexikon/begriffe/digital-native

Pharmareferenten zeitlich sehr angespannt und würden am liebsten alle Ärzte auf einmal besuchen um die wichtigen Neuigkeiten und spannenden Informationen so bald wie möglich an selektierte Ärzte rüber zu bringen. Mit der digitalen Alternative würden sie viele Stunden im Auto und viele gefahrene Kilometer sparen. Auch der Aspekt der Umweltfreundlichkeit ist hier nicht zu unterschätzen und könnte für viele Ärzte ein wirklicher Grund zur Zustimmung der digitalen Kommunikation sein.

4.2.5. Voraussetzung – technische Ausrüstung für einfache digitale Kommunikation

Technische Ausrüstung für die oben beschriebene digitale Kommunikation muss nicht das neueste Hightec sein. Zum Lesen von E-Mails ist kein stationärer Computer mehr nötig, Termine lassen sich kurzfristig planen, ein Treff ist somit spontan und ohne große Vorbereitung möglich. Ein gängiges Smartphone oder Tablet mit installierten notwendigen Apps wie zum Beispiel Skype oder WhatsApp reicht völlig aus und die Bedienung dieser Geräte ist mittlerweile für fast niemanden mehr fremd. Zusätzlich könnte ein Laptop oder ein Computer mit Zusatz-Kamera und Mikrofon ebenfalls mit entsprechenden Kommunikationsprogrammen wie zum Bespiel Skype oder Outlook ausgestattet das Equipment abrunden. Selbstverständlich müssen alle Geräte an das Internet angeschlossen sein, egal ob über mobiles Netz, Festnetz oder W-LAN. Für eine Videokonferenz für größere Gruppen wäre dann für beide Seiten Sender (Videokamera) und Empfänger (Beamer und Projektionsfläche), professionelle Ausrüstung und eventuell auch Bedienung zu empfehlen.

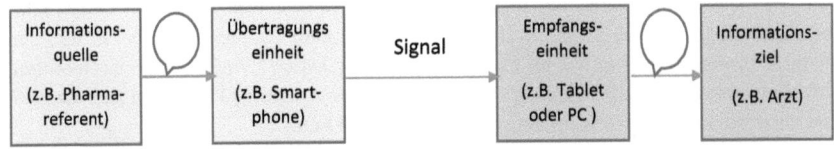

Abb. 9: Beispiel einer Digitalen Kommunikation (eigene Darstellung)

Aus der Abbildung 9 ist also deutlich zu sehen, dass eine erfolgreiche digitale Kommunikation auf keinen Fall an der Technik scheitern muss! Die Kommunikation kann so für alle sehr einfach und effizient sein.

4.3. Vorteile & Nachteile der digitalen Kommunikation zwischen Pharmaunternehmen und niedergelassenen Ärzten

Digitale Mediennutzung ist auf dem besten Wege den traditionellen, analogen Medienkonsum bis auf kleine Nischenbereiche zu ersetzen. Neue Techniken überwinden die zeitlichen Hürden, die Arbeitswege sind kürzer und schneller geworden. Auch sind viele Menschen nicht mehr an ein Büro gebunden, arbeiten an jedem Ort ist für sie möglich. Die virtuelle Kommunikation über große Entfernungen gehört längst zum Arbeitsalltag. Die Kostenersparnis ist ein gewichtiges Argument für den Einsatz der Technik, das die meisten Teilnehmer auch anerkennen.

Nicht zuletzt muss an dieser Stelle als Vorteil das Argument der Umweltfreundlichkeit genannt werden. Wie bereits erwähnt, könnten durch gut durchgeführte zusätzliche digitale Kommunikation viele Stunden und viele Kilometer im Auto dem Pharmaberater erspart werden, was in der Summe der Pharmavertreter die täglich unterwegs sind zur enormen

Reduzierung der Luftverschmutzung durch Treibstoffabgase führt. Das dadurch auch weniger Autos auf der Straße sein werden ist ein zusätzlicher Bonus, der immer willkommen ist. Eine einfache Rechnung zeigt, was diese Einsparung in der Realität heißt.

15 000 Pharmareferenten sind in Deutschland unterwegs.[29] Wenn die durchschnittlich gefahrene Kilometer am Tag nur auf 200 Km/Tag geschätzt werden, vorbei es zu vermuten lässt, dass diese Zahl noch höher seien kann, macht es in der Summe 3 Mio Km am Tag. Offiziell geplante Arbeitstage von Pharmareferenten „ im Feld" im Jahr beziffern sich auf 180 (den Rest sind Schulungen, Tagungen, Wochenenden, Feiertage, Urlaub, Krankheit, etc.). Die Rechnung sieht dann also wie folgend aus:

15 000 Pharmavertreter x 200 Km/Tag = **3 000 000 Km/Tag**
3 000 000 Km/Tag x 180 Tagen = **540 000 000 Km/Jahr** gefahren, dienstlich von Pharmareferenten in Deutschland.

Eine offizielle Formel lässt die Emissionen von den meist mit Diesel gefahrenen Fahrzeugen wie folgt berechnen: Kraftstoffverbrauch pro 100 Kilometer mit 26,5 multiplizieren[30]. Beispiel: 5,5 Liter/100 km => **5,5 mal 26,5 = 145,8 g CO2/km** macht ein Ausstoß von 145,8g CO2 x 540 000 000 Km = 78 732 000 000g CO2 = **78 732 Tonnen CO2 in einem Jahr**.

Da die Arztbesuche vor Ort, kombiniert mit zusätzlich durchgeführten digitalen „Besuchen" auf die Hälfte reduziert werden können, könnte die Luftbelastung durch dienstliche Fahrten von Pharmareferenten also um mindestens knapp **40 000 Tonnen CO2 in einem Jahr reduziert** werden. In den Zeiten, wo jedes gespartes Gramm CO2 erwünscht ist, ist dies ein weiteres starkes Argument das für die digitale Kommunikation zwischen Pharmareferenten und niedergelassenen Ärzten spricht. Außerdem würde an den 180 Tagen im Jahr die Zahl von Autos auf den deutschen Straßen halbiert, um 7 500 Autos.

Als Nachteil könnte die permanente Erreichbarkeit der Teilnehmer sein, die somit von Informationen überflutet werden könnten. Bei der Kommunikation zwischen Pharmavertretern und Ärzteschaft müssen deshalb natürlich exakt abgesprochene Regeln gelten, sonst kommt keine für beide Seiten befriedigende Kommunikation zustande. Weiter sehen die Teilnehmer teilweise die Abhängigkeit von der Technik kritisch. Viele vermissen bei der digitalen Kommunikation allgemein dann doch den persönlichen, zwischenmenschlichen Austausch. Wobei dieser Aspekt würde in der Kommunikation zwischen Pharmavertreter und niedergelassenen Ärzten mit zusätzlichen klassischen persönlichen Besuchen ausgeglichen.

4.4. Digitalisierung und digitale Kommunikation in den Apotheken
Da in heutiger Zeit auch die Apotheker bei der Arzneimittelversorgung immer wichtigere Funktion haben, ist es interessant einen Vergleich des Digitalisierungsniveaus in den Apotheken und bei den Ärzten vorzunehmen.

In den deutschen Apotheken sieht die Situation der Digitalisierung deutlich besser aus als in den Arztpraxen, zumindest was das Interesse und den Willen der Apotheker und Apothekerinnen angeht. Kein Wunder denn Apotheker sind gezwungen als Unternehmer zu

---

[29] Vgl.: Lieb/Brandtönies; 2010
[30] https://www.deutsche-handwerks-zeitung.de/kraftstoffverbrauch-in-co2-ausstoss-umrechnen/150/3097/57956

denken und auch zu handeln. Es ist nämlich mittlerweile klar, dass soweit es um die reine Abgabe von Arzneimitteln geht, die noch dazu in Deutschland einer Preisbindung unterliegen, alle Apotheken miteinander vergleichbar oder böse gesagt – austauschbar sind! Die Differenzierung muss also woanders herkommen.

Die Tendenzen zur Digitalisierung in Apotheken gibt es schon seit langem. Bereits seit den 80er Jahren gibt es zum Beispiel die Lauer-Taxe, eine Datenbank die praktisch die Datengrundlage für die deutsche Apothekenbranche stellt, in digitaler Form und natürlich inzwischen auch in der Online-Variante.

Als Vorbild für die vorgeschrittene Digitalisierung in Apotheken gilt das Beispiel der digitalen Lagerung. Gerade in der Apotheke gibt es Abläufe, die von Monotonie und Wiederholung geprägt sind, die ohne weiteres automatisiert werden können. Beim Warenlager ist das natürlich am offensichtlichsten. Jeder Roboter kann heute problemlos Ware selbständig aus- oder einräumen. Diese Roboter, Kommisionierautomaten, sind voll digitalisiert und in der Lage, anders als wir Menschen, sich den Ort zu merken, an dem sie ein bestimmtes Produkt ablegen. Selbst wenn sie mehrere Tausend Produkte pro Tag ein- und ausräumen müssen. Diese Art von Lagerung spart natürlich Zeit, Manpower aber vor allem Lagerkapazitäten. Bei Apotheken, die solche Kommissionierautomaten nutzen, sind oft sogar keine echten Arzneimittel in den Regalen, sondern große Flachbildschirme auf denen die „Regale" samt den sonst üblicherweise darin stehenden Produkten (Schmerzmittel, Halstabletten usw.) digital nachgebildet sind. Berührt nun der Apotheker ein bestimmtes Präparat auf dieser virtuellen Sichtwahl, so ergeht ein entsprechender Befehl an den Automaten, der wiederum dieses Präparat auslagert. Auf Fernsehkampagnen und saisonale Besonderheiten kann per Knopfdruck reagiert werden, ohne dass die Mitarbeiter händisch die Regale erst aus- und dann mit neuer Ware wieder einräumen müssen. Schon so ein Beispiel macht deutlich, dass Apotheker bereit sind in die Digitalisierung Geld und Zeit zu investieren.

4.4.1. Digitale Kommunikation zwischen Apotheke und Patient
Apotheker sind also seit Jahrzenten gewöhnt die Vorteile der Digitalisierung zu nutzen. Nachdem die Computer immer kompakter, immer leistungsfähiger, zunehmend auch mobiler und gleichzeitig immer günstiger würden, sind die Apotheken mehr und mehr online mit sämtlichen Stakeholdern vernetzt.

Apotheken sind essentiell in der Medikamentenversorgung und für die Beratung der Patienten. Aktuell findet ein Umdenken im Geschäftsmodell statt, um dem Medikamenten-Versandhandel etwas entgegenzusetzen. Eine wesentliche Herausforderung für Apotheken ist es, die Online-Beratung zu monetisieren bzw. mit einem Online-Kauf zu verbinden. Da Mobilgeräte in der Regel permanent mit dem Internet verbunden sind, eröffnen sich dadurch die Möglichkeiten der ständigen Verfügbarkeit von Informationen und Kommunikationsmöglichkeiten. Der Netzwerkeffekt, der schon durch die Nutzung von Mobiltelefonen vor gut zehn Jahren gestartet war, ist mit Smartphone und Tablet nochmal erheblich beschleunigt worden. Mit zunehmender Konkurrenz seitens Online-Versandapotheken muss der Apotheker vor Ort neue Wege und Möglichkeiten suchen und umsetzen, um dem Patient zufriedenstellende Dienste anzubieten. So können zum Beispiel Patienten ihre Rezepte schon heute abfotografieren und zur Vorbestellung in die Apotheke schicken oder OTC-Artikel per Smartphone vorbestellen und auf dem Weg nach Hause diese

Ware dann abholen oder sogar bequem liefern lassen, falls die Apotheke vor Ort diesen Dienst anbietet. [31]Das Vertrauen, das die Menschen den Apothekern täglich entgegenbringen, wollen die Apotheker auch in der digitalen Welt erfüllen und gehen den Weg schon heute sehr aktiv an.

Apotheker wissen mittlerweile auch, dass sie zum Beispiel dazu übergehen müssen, Content per Newsletter an die Kunden zu verschicken, statt darauf zu hoffen, dass sich jemand im Service-Center selbst bedient. Durch die digitale Steuerung der Kundenströme können wichtige Zielgruppendaten generiert und der weitere Promotionsmix ausgesteuert werden.

Der Apothekerverband ist zusätzlich bestrebt eigene technische Lösungen für das E-Rezept zu entwickeln und hat diese bereits vorgestellt.[32] Die Web-App des DAV soll allen Apotheken diskriminierungsfrei und wettbewerbsneutral zur Verfügung stehen. Das Projekt genießt schon heute großes Interesse von den Apothekern selbst. Für die Patienten bleibt mit dieser Lösung auch weiter die freie Wahl der Apotheke, aber auch die Wahl, ob sie die Verordnung überhaupt einlösen wollen oder nicht. Offensichtlich sind die Lösungen auch mit der Datensicherheit in Einklang zu bringen, wenn das Projekt von allen Beteiligten erwünscht und unterstützt wird.

Die Apotheker stehen also in den Startlöchern bereit die Digitalisierung erfolgreich zu nutzen.

4.4.2. Digitale Kommunikation zwischen Apotheke und Arzt

Wenn Apotheker Ärzte über potenziell schwere Wechselwirkung oder Kontraindikationen von verordneten Medikamenten informieren, nehmen die Ärzte diesen Hinweis überwiegend, wenn auch nicht immer, positiv auf.[33] Mit der Anzahl der eingenommenen Präparate steigt das Risiko des Patienten für unerwünschte Arzneimittelwirkungen und damit die Verantwortung für alle am Verordnungsprozess Beteiligten. Laut einer Untersuchung der Apotheker kommt es durchschnittlich in jeder Apotheke mindestens einmal am Tag zu einer Warnmeldung aufgrund von Kontraindikationen.[34] In Befragungen von Apothekern wurde deutlich, dass in solchen Fall die Erreichbarkeit des Arztes, Austeller des Rezeptes, schwierig ist. Ebenso ist die Akzeptanz der von der Seite des Apothekers gemachten Vorschläge, insgesamt sehr problematisch. Jeder Apotheker steht damit regelmäßig vor der Herausforderung, diesbezüglich erfolgreich mit Fach- und Hausärzten zu kommunizieren. Insbesondere bei Patienten mit chronischen Erkrankungen ist allerdings eine gute Zusammenarbeit, ein interprofessioneller Austausch zwischen Ärzten und Apothekern für die Versorgung des Patienten enorm wichtig.

Aktuell tauschen sich die Apotheker und Ärzte meistens per Telefon aus. Für die oben beschriebene Kommunikation bietet sich natürlich wieder an den digitalen Weg zu nehmen und das gleich aus mehreren Gründen. Das Problem der Nichterreichbarkeit (in der Praxis ist das Telefon ständig besetzt, der Arzt kann nicht sofort reagieren) kann mit einer E-Mail oder sogar einer Nachricht per WhatsApp gelöst werden. Der angeschriebene Arzt liest die Nachricht des Apothekers sobald die aktuelle Patientenbehandlung beendet ist und kann

---

[31] Vgl.: Giermann, F.; 2018
[32] Vgl.: Becker, F.; 2019
[33] Vgl.: Götz; Hoffmann; Schmiemann; Willers; 2014
[34] Vgl.: Götz; Hoffmann; Schmiemann; Willers; 2014

sofort mit der Rückmeldung reagieren, entweder per E-Mail, WhatsApp oder auch telefonisch. Dieser kurze Weg entlastet noch dazu die Belegschaft der Arztpraxis. Denn eine Arzthelferin, die sonst dafür sorgen muss dass die Information vom Apotheker so schnell wie möglich beim Arzt ankommt, fehlt definitiv auf Ihrem Arbeitsplatz. Das sorgt in dem Praxisablauf wiederum zu Störung und Verzögerung und bringt Unruhe in eingespielte Abläufe. Zusätzlich ergibt sich die Möglichkeit diese Meldung, Information oder Anfrage des Apothekers in die Patientenakte des betroffenen Patienten zu speichern, damit sie auch für später zur Verfügung steht. Dann wirkt die schriftliche Nachricht vom Apotheker eventuell nicht so belehrend, wie das die Ärzte am Telefon oft empfinden[35], sie fühlen sich vor den Angestellten dann nicht bloßgestellt. Auf jeden Fall ist der Bedarf für verbesserte und verstärkte Kooperation zwischen Apotheker und Arzt zum Wohle des Patienten groß.

Mit dem durch das „Gesetz für sichere digitale Kommunikation und Anwendungen im Gesundheitswesen sowie zur Änderung weiterer Gesetze" neu geschaffene § 31a SGB V, haben Versicherte, die gleichzeitig mindestens drei verordnete Arzneimittel anwenden, ab 1. Oktober 2016 gegenüber einem an der vertragsärztlichen Versorgung teilnehmendem Arzt oder einer, vom Versicherten gewählte Apotheke, Anspruch auf Erstellung und Aushändigung eines Medikationsplans.[36] Spätestens im Rahmen dieser Tätigkeit ist es absolut notwendig und empfehlenswert, dass die direkte Kommunikation zwischen Arzt und Apotheker reibungslos, schnell und unproblematisch funktioniert, am besten also digital!

Die Apothekerschaft hat bereits im Jahr 2015 die Ausbau der digitalen Kommunikation offiziell begrüßt und hat auch als Mitglied der gematik die Digitalisierung im Gesundheitswesen als große Chance betrachtet.[37] Diese Einstellung ist unter den Ärzten nur selten zu finden. Es ist leider eher deutlich, dass auch in diesem Bereich Ärzte eine mangelnde Bereitschaft zur Digitalisierung aufweisen.

4.4.3. Digitale Kommunikation zwischen Apotheke und Pharmaindustrie

Die übliche Kommunikation zwischen Pharmaindustrie und Apotheken zum Thema Lieferbarkeit, Retourmöglichkeiten und sonstiges läuft reibungslos schon seit Jahren über mehrere Kanäle inklusive der digitalen Medien. Typischerweise beginnt heute die Kommunikation zwischen Pharma-Unternehmen und den Apotheke mit einer Website. Diese ist das zentrale Fundament zur Kundeninformation und unterstützt Entscheidungs- und Kaufprozesse. Intern werden, wie bei jedem Betreiber eines Online-Angebotes, Nutzerdaten ausgewertet, um Kundeninteressen und -vorlieben zu erfassen und dieses Wissen für die Optimierung einzusetzen. Einen deutlichen Mehrwert für Pharma-Unternehmen und Apotheken bilden auch Plattformen für den digitalen Vertrieb. Sie bieten Apothekern Vorteile durch gemeinsamen Einkauf und ermöglichen zugleich Herstellern eine zielgerichtete Steuerung ihres Marketings.

Es ist erstaunlich, dass die Apothekerschaft bereits beim Umdenken, aber auch beim Umsetzung der Digitalisierung viel weiter sind als sämtliche ihre Stakeholder. Bei der Kommunikation mit der Pharmaindustrie wünschen sich Apotheker zum Beispiel Online-

---

[35] Vgl.: Hohmann-Jeddi, C.; 2019
[36] https://www.abda.de/fileadmin/assets/Medikationsmanagement/DAV_FAQ_BMP_20160629.pdf
[37] Vgl.: ABDA; 2015

Fortbildungen, und auch Webinare, während die Pharmaindustrie vor allem den Außendienst immer noch für den wichtigsten Informationsweg erachtet. Das Fax hat nach Ansicht der Apotheker seine besten Zeiten wohl hinter sich, anders schätzen die Bedeutung dieser Kommunikation für Apotheken ganz offensichtlich die pharmazeutischen Unternehmen ein (Abbildung 10). Beide Seiten sind sich aber sicher, dass sie die Kommunikation zur allgemeinen Zufriedenheit nach Bedarf anpassen wollen. Für pharmazeutische Unternehmen wird es in Zukunft entscheidend sein, partnerschaftliche digitale Services anzubieten, von denen alle primären Teilnehmer individuell profitieren.

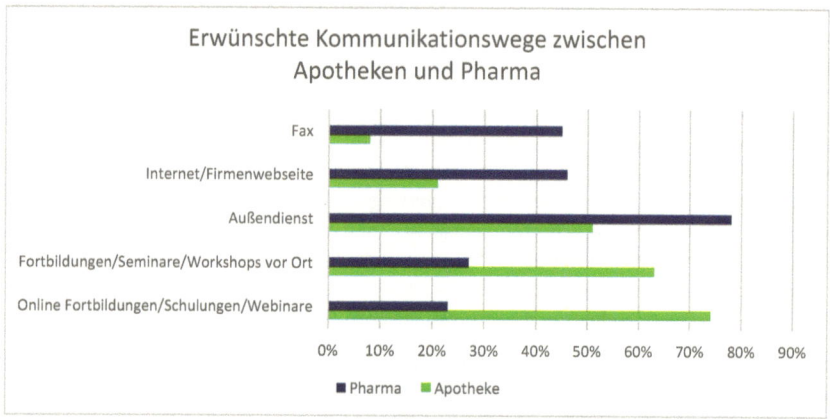

Abb. 10: Erwünschte Kommunikationswege zwischen Apotheken und Pharmaindustrie[38]

Apotheker kommunizieren außerdem regelmäßig mit dem pharmazeutischen Großhandel und zwar schon seit längerem vor allem digital. Einer von den wichtigsten Pharmagroßhändlern ist „Phoenix" aus Mannheim. Dieser stellt aktuell ein ganzes Bündel von digitalen Serviceleistungen vor und das sowohl Richtung Apotheke als Abnehmer, sowie auch Richtung Pharmaunternehmern als Lieferant. Kernelemente sind hier die Smartphone-Apps und Vorbestellplattformen.[39]

Der Apotheker ist oft die letzte Prüfinstanz, bevor der Patient mit dem Arzneimittel alleine gelassen wird. Umso wichtiger ist es, die Patientendaten nochmal zu prüfen und abzugleichen um mögliche unerwünschte Wirkungen zu verhindern. Außerdem ist der Apotheker gezwungen auch die regulatorischen Bedienungen nachzuprüfen. Dies alles passiert überwiegend durch Software auf dem Computer, also auch hier spielt die Digitalisierung eine entscheidende Rolle.

Aus allen oben genannten Beispielen lässt sich deutlich erkennen, dass die Apothekerschaft der absolute Vorreiter beim Thema Digitalisierung im Gesundheitswesen ist, sogar noch viele Schritte vor der Pharmaindustrie. Hier ist definitiv keine Überzeugungsarbeit notwendig, hier

---

[38] Vgl.: https://www.deutsche-apotheker-zeitung.de/news/artikel/2018/03/26/speed-dating-zwischen-apotheker-und-pharmaindustrie/chapter:3
[39] Vgl.: https://www.pharma-relations.de/news/phoenix-roadshow-informiert-kunden-ueber-digitale-services-in-der-apotheke

wird die Stärke des „Sowohl als auch" schon lange genutzt und das macht die Zusammenarbeit wesentlich einfacher als es mit den niedergelassenen Ärzten der Fall ist, obwohl auch in jeder Apotheke die Datensicherheit an höchster Stelle steht.

5. Optimale digitale Kommunikation zwischen niedergelassenen Ärzten und Pharmaindustrie leicht gemacht – konkreter Change Management Prozess

Wie bereits geschrieben ist es angesichts der allgemeinen Entwicklung im Digitalisierungsbereich sehr deutlich, dass die zukünftige Kommunikation zwischen Ärzten und Pharmavertretern teilweise anders ablaufen muss als jetzt und früher oder später auch ablaufen wird.

In diesem Kapitel wird die aktuelle Skepsis der niedergelassenen Ärzte nicht berücksichtigt und es wird ein Plan für die Vorbereitung und Durchführung einer gelungenen Kommunikation zwischen Pharmareferent und niedergelassenem Arzt im Sinne vom „Sowohl als auch"-Model erarbeitet. Denn die Wende in der Kommunikation kommt sowieso, es ist deshalb absolut sinnvoll einen Change Prozessplan bereits jetzt zu haben, um zum geplanten Ziel hin arbeiten zu können, zumal diese Kommunikation bereits jetzt in den Apotheken willkommen ist und dann auch dort ihren Platz findet. Ein kompetenter Change Manager ist hier die Voraussetzung für eine erfolgreich durchgeführte Veränderung.

Natürlich ist bei jedem Unternehmen unterschiedlicher Bedarf der Änderung der Kommunikation mit den Kunden, zum Beispiel entsprechend der Business Strategie, Portfolios usw. Dennoch lässt sich ein neutraler Change Management Plan für den Kommunikationswandel zwischen Pharmareferent und niedergelassenem Arzt bzw. den Apotheker/Apothekerin allgemein erstellen.

5.1. Emotionale Reaktionen in Change Management Prozessen

Bevor im weiteren Verlauf die verschiedenen Change Management Phasen beschrieben werden, ist es notwendig, sich zuerst mit der emotionalen Seite dieses Veränderungsprozesses auseinanderzusetzen. Die Pharmareferenten, die seit mehreren Jahren täglich die selektierten Ärzte besuchen, müssen auch erstmal die neue Art der Kommunikation mit den Ärzten akzeptieren. Dies wird bestimmt für manche kein Problem, manche werden diese Veränderung sogar willkommen heißen. Für viele könnte diese Umstellung allerdings als unnötig, überflüssig, nutzlos usw. empfinden. Manche werden ihre Arbeitsstelle sogar in Gefahr sehen, denn es ist klar, die Art des Arbeitens wird teilweise anders sein und es werden somit auch andere, neue Kompetenzen und Fähigkeiten gebraucht.

Wahrscheinlich werden vor allem die älteren Mitarbeiter nicht von Anfang an einsichtig, einverstanden oder sogar begeistert sein. Tiefgreifende Veränderungen lösen bei den betroffenen Mitarbeitern oftmals Ängste und Sorgen aus. Und wenn sich hier 50% der Arbeitsinhalte in der Art der Durchführung ändern sollen, ist es durchaus eine tiefgreifende Veränderung. Auch wenn diese Mitarbeiter heute schon mit sämtlichen digitalen Medien (Smartphone, Ipad, Laptop, etc.) arbeiten, ist das Kommunikationsmodell Orchestrated Customer Engagement meilenweit von heutiger Kommunikation in den meisten Pharmaunternehmen entfernt.

Das folgende Model von Richard K. Streich zeigt in Abbildung 11 die emotionale Phasen beim Veränderungsprozess sehr übersichtlich und verständlich.

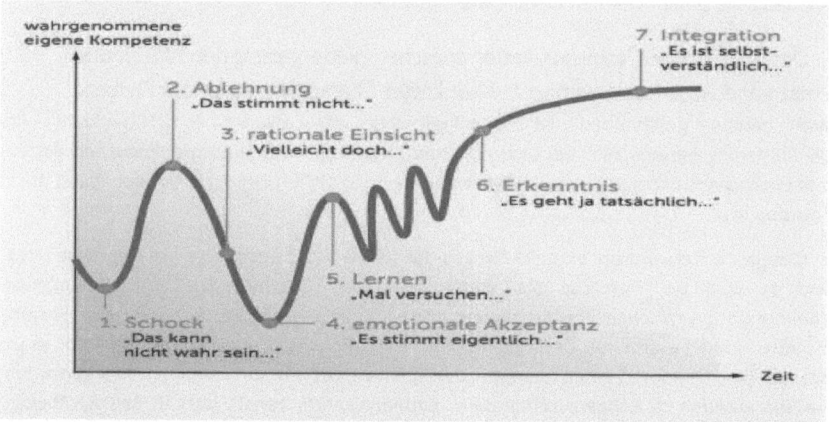

Abb.11: Emotionale Reaktionen auf Veränderung nach Streich[40]

Bei der Betrachtung der Abbildung lässt sich fast vermuten, dass sich die Ärzte, nachdem was hier in der Arbeit über die Bereitschaft der Ärzte beim Thema Digitalisierung zusammengefasst ist, bereits in der Phase der Ablehnung befinden. Allerdings ist es auch wichtig zu sagen, dass sich die Ärzte langsameren Lauf durch die hier beschriebenen Phasen NOCH erlauben können, bei Mitarbeitern einer Firma die Situation natürlich anders ist. Es wird erwartet, dass sich jeder Mitarbeiter in einer gewissen Zeitspanne mit dieser Veränderung auseinandersetzt und sich dem Prozess anschließt. Gleichzeitig muss aber gewährleistet sein, dass das Unternehmen auch entsprechende Maßnahmen anbietet, den Mitarbeitern eventuell auch individuell an der Seite steht, um diese emotionalen aber dann auch praktischen Phasen der Umwandlung so gut wie möglich bewältigen zu können. Die Phasen der emotionalen Reaktionen sind also von Streich wie folgt beschrieben:

- Überraschung und Schock (Unverständnis und Ängste)
- Ablehnung und Verneinung (Angst vor dem Verlust der Unternehmenskultur)
- Rationale Akzeptanz (Einsicht der Unausweichlichkeit)
- Emotionale Akzeptanz (Einsicht dass Widerstand zwecklos ist)
- Ausprobieren und Lernen (Trial and Error)
- Erkenntnis (Fähigkeiten und Kenntnisse erweitert, Veränderung als „GUT" anerkannt)
- Integration (Neuerungen als Arbeitsalltag, Produktivität steigt über Ausgangspunkt)

Diese sieben Phasen werden auch sehr unterschiedlich schnell oder auch langsam verarbeitet, je nach Ausmaß und Zeitplan der Veränderung. Die Phasen werden nicht starr abgegrenzt und werden fliesend durchlaufen.

---

[40] https://organisationsberatung.net/change-management-modelle-im-vergleich/

5.2. Änderung der Kommunikation zwischen Pharmareferent und niedergelassenen Ärzten nach Krügers Fünf Phasen Modell

Zur Vereinfachung der Durchführung dieser Kommunikationsveränderung wird hier Krügers Fünf Phasen Modell zur Hilfe genommen.

Wie auch andere Phasenmodelle der Veränderung versucht das Model von Wilfried Krüger einen Handlungsrahmen zu geben und zeigt zugleich, was als typisch in den einzelnen Phasen beobachtet und bedacht werden kann und muss. Eine neue Ordnung zu formieren, neue Arbeitsprozesse und –abläufe zu integrieren usw. stellt sich immer wieder als schwierige und herausfordernde Aufgabe dar. Das von Wilfried Krüger entworfene 5-Phasen-Modell hat sich bereits vielfach als ideale Methode für IT-Einführungsprojekte bewährt.[41]

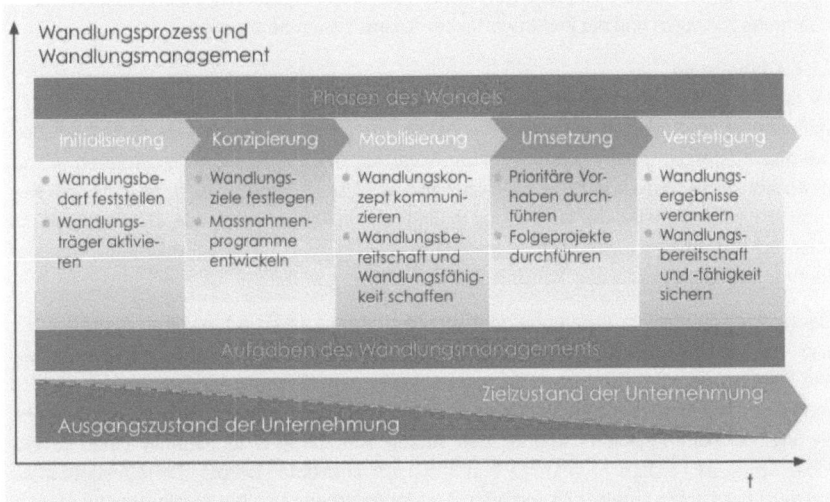

Abb. 12: Krügers Fünf-Phasen Veränderungsmodell[42]

Die Abbildung 12 erklärt den Veränderungsprozess in fünf Phasen wie folgt:

- Initialisierung
- Konzipierung
- Mobilisierung
- Umsetzung
- Verstetigung

Wie vermutet ermöglicht dieses Modell innerhalb der unterschiedlichen Projektphasen umfassend und individuell auf die unterschiedlichen Bedürfnisse einzelner Veränderungsschritte einzugehen.

---

[41] http://www.institut.de/blog/glossar/fuenf-phasen-modell-krueger/
[42] Krüger, W.; 2006; S. 67

5.2.1. Initialisierung

Die Notwendigkeit einer Veränderung wird festgestellt, interne und externe System- und Situationsanalysen werden durchgeführt um die Situation einschätzbar und planbar zu machen. Im gleichen Zug werden die Träger des Veränderungsprozesses, z.B. Führungskräfte und Berater, aktiviert. In dem hier beschriebenen Projekt heißt es, die Effizienz der bestehenden Kommunikation zwischen Ärzten und den Pharmaberatern zeichnet sich immer stärker als nicht optimal und nicht ausreichend aus. In dieser ersten Phase befinden sich aktuell mit Sicherheit bereits mehrere Pharmaunternehmen, wenn auch dies manche mehr, manche weniger stark identifizieren können oder vielleicht auch wollen.

Nachdem diese Erkenntnis bis in die Leitungsebene deutlich genug verifiziert wird, werden die zuständigen Personen anfangen erste Veränderungsüberlegungen und Modelle zusammen zu tragen und die verantwortlichen Teams zusammenzurufen.

5.2.2. Konzipierung

Bei der Konzeption des Wandlungsvorgangs werden Ziele definiert und die dazugehörigen Maßnahmen ermittelt und festgelegt. Das Ziel ist hier in dem Projekt klar, die Kommunikation zwischen niedergelassenen Ärzten und Pharmavertretern zunehmend zu digitalisieren, wie es in Absatz 4 als anzustrebender Idealzustand ausführlich beschrieben ist, mit all den Voraussetzungen die bei der Umsetzung in die Praxis erfüllt seien müssen. Dazu müssen die entsprechenden Durchführungsmodelle und Möglichkeiten der Kommunikationsveränderung konzipiert und analysiert werden.

Gleichzeitig soll hier ein Plan entwickelt werden, wie die selektierten Ärzte angesprochen bzw. überzeugt werden sollen, um bei der Kommunikationsveränderung auch mitzumachen. Wie bereits geschrieben, bietet sich an hier bei den jüngeren, digital nativen Ärzten anzufangen, denn die werden mit großer Wahrscheinlichkeit gerne von Anfang an dabei sein. Die digitale Kommunikation könnte den Ärzten zum Beispiel in Rahmen einer bereits entwickelten „IFABS Benchmarking – Praxisanalyse" angeboten werden. Diese Analyse muss von den Pharmareferenten auch erst erlernt und trainiert werden. Die Details dazu werden in Absatz 6 beschrieben und erklärt.

5.2.3. Mobilisierung

Die bevorstehende Veränderung wird den Betroffenen kommuniziert. Krüger betont die besondere Bedeutung von Change Management Kommunikation, um die Akzeptanz aller Beteiligten zu gewinnen und diese auch mit geeigneten Maßnahmen auf die veränderten Bedingungen vorzubereiten. Diese Stufe bereitet die Umsetzung vor. Folglich beinhaltet diese Phase also auch die schon erwähnten emotionalen Reaktionen die im Satz 5.1. beschrieben sind. Durch entsprechende Maßnahmen kann diese schwierige Phase allerdings erfolgreich überwunden werden.

Als Maßnahmenprogramme werden hier die gezielten und individuellen Schulungen und Weiterbildungen durchgeführt, vor allem im Bereich der Digitalisierung, wie zum Beispiel der Umgang mit Medien bei Telefonkonferenzen und Webinaren sowie auch mit WhatsApp oder ähnlichem. Auch rhetorisch muss die neue Kommunikation entwickelt und geübt sein. Zusätzlich muss in der digitalen Kommunikation noch mehr denn je ein sicheres und kompetentes Auftreten gesichert sein. Zugegeben, der ganze Prozess könnte für manche

Mitarbeiter am Anfang als zu schwierig empfunden werden, nach und nach wird die Umstellung allerdings immer einfacher und wird mit Sicherheit auch als sinnvoll erscheinen.

Die in dieser Phase durchgeführten Maßnahmen sind Ergebnisse der neuentwickelten Programme und Modelle aus Phase 2, der Konzipierung.

5.2.4. Umsetzung

Die geplanten Änderungen werden durchgeführt sowie eventuelle Folgeprojekte initiiert. Jedes Projekt wird anschließend auf seinen Erfolg hin überprüft, bewertet und ggf. korrigiert.

In dieser Phase werden also neue Kompetenzen und Fähigkeiten der Mitarbeiter, inklusive der eingeübten Rhetorik, in die Praxis gebracht. Es werden erste interessierte Ärzte ermittelt und zu den klassischen Besuchen vor Ort auch die ersten Termine für digitale Kommunikation fest vereinbart. Bei interessierten Ärzten wird die Digitale Kommunikation in Rahmen einer „Benchmarking – Praxisanalyse" vorgestellt und der Ablauf mit dem Arzt und der Praxisbelegschaft besprochen. Erste Videokonferenzen werden durchgeführt, dabei werden auch die anfänglichen Erfahrungen mit der Technik gemacht.

Alle Abläufe und Prozesse sollten in dieser Phase durchgehend analysiert und evaluiert werden. Entsprechend werden notwendige Korrekturen und Veränderungen in dem Change Management Plan gemacht. Die Mitarbeiter werden nach und nach die Hemmungen und gewisse Skepsis ablegen und die neue Kommunikation zwischen niedergelassenen Ärzten und Pharmareferenten immer mehr zum Alltag werden, auch wenn dies noch nicht Routine sein wird. Nach und nach kommen auch mehrere neue interessierte Ärzte in die Selektion.

5.2.5. Verstetigung

In der letzten Stufe werden die Ergebnisse des Wandlungsprozesses verankert und gefestigt, um sicher zu stellen, dass die Organisation nicht wieder in alte Muster zurück verfällt. Im Zuge der Verfestigung sollte zudem die Bereitschaft für künftige eventuelle Veränderungen sichergestellt werden. Die digitale Kommunikation wird als fester Teil der Arbeit angenommen und auch unter den Ärzten werden sich immer mehr Befürworter finden, die ihre guten Erfahrungen damit weiter an Kollegen geben. Jeder Beteiligte erkennt seine Vorteile bei der modernen Kommunikation, das digitale Arbeiten wird immer mehr als normal empfunden und eventuell weitere, neue Formen der Digitalisierung angenommen.

Es ist selbstverständlich, dass auch diese fünf Phasen der Veränderung jeweils nicht starr abgegrenzt sind, sie verlaufen fließend, unterschiedlich intensiv und unterschiedlich lang.

6. „IFABS Benchmarking – Praxisanalyse"

Um den Ärzten die digitale Kommunikation schmackhaft zu machen, bietet sich an bei den selektierten Ärzten eine „IFABS Benchmarking – Praxisanalyse" durchzuführen. Diese Analyse wurde von Klaus-Dieter Thill und dem IFABS Institut entwickelt und wird hier in der Arbeit nur ganz kurz erklärt.

Ziel solcher Analyse ist ungenutzte Potenziale und Schwachstellen in den Abläufen einer Arztpraxis zu entdecken und entsprechend zu korrigieren, um Effizienz der Arbeit und Qualitätsmanagement zu verbessern und dadurch die Patienten- und Mitarbeiterzufriedenheit zu steigern. Nach Thill werden in Arztpraxen durchschnittlich nur

53%[43] der für ein reibungslos funktionierendes Praxismanagement notwendigen Regelungen und Instrumente eingesetzt. Diese negative Relation führt zu den Problemen, die Praxisteams täglich belasten. In den heutigen Fachärztemangelzeiten sind die Probleme in den Praxen nochmals erheblich verstärkt. Sind die Defizite einmal identifiziert, können sie zum größten Teil in Eigenregie beseitigt werden. Daraus resultiert dann Verbesserung der Produktivität, Arbeitsqualität, darüber hinaus Patientenbindung und –gewinnung. Kurz gesagt, der Praxis Erfolg verbessert sich nachhaltig. Es ist nicht verwunderlich, dass immer mehr Praxisinhaber nach Lösungen suchen und sich an Beratungsunternehmen wenden, um ihre Betriebe optimieren zu lassen. Diese Dienstleistungen sind oft ziemlich teuer und bieten nicht selten für den Basispreis nur Standartlösungen, die nicht an einzelne und oft spezifische Praxisbedingungen und –besonderheiten angepasst sind. Diese Lösungen sind dann von der Realität leider sehr entfernt und belegen den Beratern unzureichende Kenntnisse und Orientierung im Praxismanagement einer Arztpraxis. Vor diesem Hintergrund wurde in Zusammenarbeit mit Pharma-Außendienstmitarbeitern das Medical Practice Reinforcement Tool „Benchmarking – Praxisanalyse" entwickelt. Diesen Service kann nach entsprechender kurzer Schulung ein Pharmareferent selbst durchführen und damit die Praxisteams unterstützen die Optimierungsmöglichkeiten ihres Praxismanagements zu entdecken. Da heute zu einem reibungslosen Ablauf in einer Arztpraxis unvermeidlich auch Digitalisierung gehört, bietet sich also diese Analyse hervorragend um die optimale digitale Kommunikation zwischen Pharmaberater und Arzt bzw. Arztpraxis vorzustellen.

Wie am Anfang dieser Arbeit geschrieben, müssen sich Pharmaunternehmen immer mehr mit zusätzlichem Service von den Konkurrenten abgrenzen. Solche Unterstützungsleistungen werden bestimmt gerne angenommen als nützliche Hilfe. Umsetzung der Analyse vor Ort bringt dem Pharmareferenten deutlich intensivere und vertrauensvollere Beziehungen zu den Kunden.

6.1. „Benchmarking – Praxisanalyse" – einfache Umsetzung

Das „Benchmarking–Praxisanalyse" System ist ein seit zehn Jahren bewährtes und patentiertes Instrument zur Durchführung vollständiger Praxisanalysen und zeichnet sich aus durch einfache Umsetzung. Die Analyse basiert an drei verschiedenen Screening-Bögen wie folgt:

- o Arztbogen – Bearbeitungszeit ca. 30 Minuten
- o Mitarbeiterinnenbogen ca. 20 Minuten
- o Patientenbogen ca. 2 Minuten (bis zu 100 Patienten können befragt werden)[44]

Die ausgefüllten Bögen werden dann direkt in dem Entwicklerinstitut ausgewertet und aus den Ergebnissen eine Praxis-Expertise erstellt, die der Pharmaberater überbringt und nach Bedarf und Absprache eventuell auch vorstellt. Ebenso kann aber auch vereinbart werden, dass die Expertise direkt in die Praxis geschickt wird.

---

[43] Vgl.: Thill, K-D.; 2015
[44] Vgl.: Thill, K-D.; 2015

Die Organisation der ganzen Analyse übernimmt der Pharmareferent, anfallende Kosten übernimmt der Praxisinhaber um die Compliance in Einklang mit dem Antikorruptionsgesetz zu erfüllen.

6.2. Erfahrungen mit der „Benchmarking – Praxisanalyse"

Kontinuierlich durchgeführte Nachbefragungen, die zu dem System gehören, zeigen ein nachhaltig positives Feedback, sowohl seitens der betreuten Ärzte als auch von den Außendienstmitarbeitern die mit dem System arbeiten. Pharmareferenten, die eine längere Zeit „Benchmarking – Praxisanalysen" durchgeführt haben, sind ab einem bestimmten Zeitpunkt in der Lage ein Teil der Verbesserungsmöglichkeiten bereits vor Beginn der Analyse zu erkennen. Dies erkennt und schätzt der betreute Mediziner als hohe Praxis-Gesamtkompetenz.

Der Aufwand für einen geschulten Pharmaberater ist sehr überschaubar. Die Vorbereitungszeit ist gleich null, Projektvorstellung und Übergabe der Informationsunterlage mit Link zum Institut benötigt ca. 10 Minuten. Beim nächsten Besuch des Pharmareferenten in der Praxis, nach zwei bis drei Wochen, erfolgt die Abholung der Fragebögen und die Versendung an das IFABS Institut. Nach Wunsch kann die Vorstellung des Ergebnisberichts in der Praxis stattfinden, was nochmal zwischen 15 bis 45 Minuten, je nach Ausmaß der Analyse, in Anspruch nehmen kann.[45]

Niedergelassene Ärzte sind für ein distanziertes Verhältnis zu Management-Analytischen-Methoden bekannt. Um den vor allem Erstnutzern die „Angst" wegzunehmen, empfiehlt sich bei der Analysedurchführung Begriffe wie „Datenerhebung" oder „Analyse" durch „Anamnese" und „Diagnose" zu ersetzen. Somit wird die Kommunikation auf Augenhöhe garantiert, eine vertrauensvolle Beziehungsbasis geschaffen und der optimalen digitalen Kommunikation wird bestimmt nichts mehr im Weg stehen.

7. Fazit

Plötzlich war sie da, die Digitalisierung. Sie trat in unser Berufs- und Privatleben in Form eines klobigen, grauen Computers so um das Jahr 1985. Zuerst wussten wir nicht ganz genau damit was anzufangen, doch schnell erwiesen sich zumindest manche Möglichkeiten wie Textverarbeitungs- und Tabellenkalkulationsprogramme, später dann Internet, E-Mails und auch Computerspiele als willkommene Unterstützung bei der Arbeit und interessanter Zeitvertreib. Doch die Digitalisierung kann definitiv mehr!

Gerade weil das deutsche Gesundheitswesen generell, wie bereits in dieser Arbeit erwähnt, bei der Digitalisierung hinter den anderen Branchen zurückliegt, sind die Potentiale der Digitalisierungstechnologien im deutschen Gesundheitswesen immens.

Grundsätzlich lässt sich die Digitalisierung im Gesundheitswesen wie auch in den anderen Bereichen der Wirtschaft wie folgt sehr treffend definieren:

„Digitalisierung ist ein Einsatz von Infomations- und Kommunikationstechnologien zur elektronischen Abbildung von Wertschöpfungsketten mit dem Ziel einer effizienteren

---

[45] Vgl.: Thill, K-D.; 2015

Leistungserbringung durch Überwindung zeitlicher und räumlicher Distanzen und stärkerer Vernetzung der Marktakteure."[46]

Um bei der Digitalisierung auch in der Kommunikation so weit zu kommen, ist ein gravierendes Umdenken und darüber hinaus eine massive Veränderung im Berufs- und Privatleben nötig. Bei jedem Veränderungsprozess ist grundsätzlich zu fragen, welches konkrete Problem damit gelöst werden soll. Warum also soll ein Betrieb, ein erfolgreiches Pharmaunternehmen oder auch eine seit Jahren gut laufende Arztpraxis bei der Digitalisierung überhaupt mitmachen und welche konkreter Nutzen bringt es den Beteiligten? Auch wenn aktuell die operative und betriebswirtschaftliche Relevanz nicht immer verstanden wird und den teilweise erheblichen Investitionen keine konkreten Erträge gegenüberstehen, trotzdem ist eins ganz klar: ohne Digitalisierung, zum Beispiel auch in der Arztpraxis, wird diese früher oder später nicht mehr wettbewerbsfähig sein! Dem Thema Digitalisierung kann sich bereits heute fast kein Bereich der Wirtschaft aber auch des Privatlebens mehr entziehen. Es ist also nicht die Frage, ob jemand an der Digitalisierung teilhaben will, sondern nur, ob es in der Rolle des Akteurs die sämtlichen Vorteile der Digitalisierung im täglichen Leben entdecken und genießen will, oder als passiver Beobachter der immer dem Fortschritt nur nachläuft, erleben möchte.

Auch wenn die Digitalisierung in Arztpraxen aktuell nur sehr zögerlich und in kleinen Schritten vorangeht, gibt es bereits auch unter den Ärzten begeisterte und modern denkende Mediziner, die mit der Innovation der Digitalisierung, trotz allgemeinem Widerstand unter den Kollegen, bereits jetzt das Leben den Patienten und auch anderen Stakeholdern erleichtern. Schon die Tatsache, dass eine Praxis zum Beispiel bequem Termine für Patienten aber auch für Pharmareferenten online vergeben, fühlt sich als Licht hinter dem Tunnel an und gibt für die Zukunft doch Zuversicht. Die Pharmareferenten danken es so einem Arzt schon heute, die Patienten vermutlich auch oder werden es in naher Zukunft auch positiv bewerten. Und so werden sich die modernen Arztpraxen von den Anderen nach und nach abgrenzen.

Die Grundlage für jeden erfolgreichen Vertrieb ist eine gute Beziehung zum Kunden. Das gilt offline wie online. Jeder Kunde möchte passend betreut werden und die digitale Welt bietet dafür etliche Möglichkeiten diesen Anspruch auch bei einem sehr großen Kundenstamm zu erfüllen. Die Digitalisierung wird massiven Einfluss auf das traditionelle Geschäftsmodell der pharmazeutischen Unternehmen aber auch der Arztpraxen haben. Heute stehen wir erst am Anfang der Möglichkeiten – und die Entwicklung beschleunigt sich weiter. Die digitale Welt wird zunehmend mit der analogen Welt verschmelzen und da wo es Sinn macht sie auch ablösen, und das auch in Gesundheitswesen.

„...Nicht die stärksten überleben,

sondern die, die sich anpassen können..."

- Charles Darwin -

[46] Wolf/Göbel; 2018; S.157

Quellenverzeichnis

ABDA; Gemeinsame Stellungnahme zur digitalen Kommunikation und Anwendungen im Gesundheitswesen; 2015

Becker, F.; 56.DAV-Wirtschaftsforum; Berlin; 2019

Bertelsmann Stiftung (Hrsg.); SmartHealthSystems-Digitalisierungsstrategien im internationalen Vergleich; Verlag Empirica; 2018

Gmeiner, Andreas; Gesundheitsökonomische Konsequenzen der Digitalisierung bei Gesundheitsdienstleistungen für Qualität und Effizienz der Patientenversorgung; Verlag Dr.Kovac; Hamburg; 2016

Götz S./Hoffmann F./Schmiemann G./Willers J.; „Wie reden Apotheker und Ärzte bei schweren Arzneimittelinteraktionen miteinander?", Bremen; 2014

Hehner/Blesdorf/Möller; Digitalisierung in Gesundheitswesen: Die Chancen für Deutschland; Düsseldorf; 2018

Hohmann-Jeddi, Christina; Wie sag ich's dem Arzt; Arzneimittelwissen; 06.04.2019

IQVIA; Consent Management in der Marketing-Kommunikation; Frankfurt; 2018

IQVIA White Paper; Orchestrated Customer Engagement; 2018

IMS Health; Flashlight 55; Frankfurt; 2016

Korzilius H./Rieser S.; Pharmaberater: Für manche Fachmann, für andere Buhmann; Dtsch Arztebl 2007; 104(4): A-156 / B-143 / C-139; 2007

Krüger, W.; Excellence in Change. Wege zur strategischen Erneuerung. 3. Auflage, Gabler Verlag, Wiesbaden, 2006

Lieb/Brandtönies; Eine Befragung niedergelassener Fachärzte zum Umgang mit Pharmavertretern; Mainz; Dtsch Arztebl 2010; 107(22):392-8

Lobbichler/Rohr/Zinke; Pharmaberater in Deutschland, aus der Praxis für die Praxis; Dr.Zinke Verlag; Tutzig; 2003

McKinsey&Company; Digitalisierung in Gesundheitswesen: die Chancen für Deutschland; Stuttgart; 2018

Maag, Giela; Consent Management in der Marketing-Kommunikation; IQVIA Frankfurt; 2018

Maibach-Nagel, Egbert; Dtsch Arztebl 2019; 116(11): A-497; 22.03.2019

Mihn, A.; Zu wenige Ärzte wollen Internet; FAZ; Berlin; 2019

Murray, L.; Virtual eRep as a channel to engage with HCPs – a research-based evaluation; QuintilesIMS; 2018

Neugebauer, Reimund; Digitalisierung – Schlüsseltechnologie für Wirtschaft & Gesellschaft; Springer Vieweg; Wiesbaden; 2018

Quintiles; Studie: „2015 Digital & Multichannel Marketing "; Mannheim; 2012

Rickwood Sarah; The Essential European Revolution: Why Multichannel is Vital to Europe; imshealth; 2016

Riedler, Katharina; Entwicklung im Bereich der Telemedizin: Beispiele aus Europa; Linzer Zeitschrifft für Gesundheitspolitik; 2016

Specht, Philip; Die 50 wichtigsten Themen der Digitalisierung; Redline Verlag; München; 2018

Smith, Alexandra; Pharma´s Future customer Facing Team; IQVIA ; 2017

Smith, Alexandra; Driving Launch Success; IQVIA; 2018

Thill, Klaus-Dieter; Pharmareferenten als Praxisberater; IFABS; Düsseldorf; 2015

Thill, Klaus-Dieter; Die Betreuungsqualität von Pharmareferenten aus der Sicht niedergelassener Ärzte und die Implikation für den Pharmavertrieb; IFABS; Düsseldorf; 2015

Wolf, D./Göbel R.; Digitalisierung: Segen oder Fluch?; Springer Verlag; Berlin; 2018

Wolf T./ Strohschen J.H.; Informatik Spektrum; Springer Verlag; Heidelberg; 2018

Wartenberg, Frank; IMS Health Flashlight; 2016

Internetquellenverzeichnis

ABDA;
https://www.abda.de/fileadmin/assets/Medikationsmanagement/DAV_FAQ_BMP_2016062 9.pdf; April 2019

Bundesrechnungshof;
https://www.bundesrechnungshof.de/de/veroeffentlichungen/produkte/beratungsberichte /2019/2019-bericht-einfuehrung-der-elektronischen-gesundheitskarte-und-der-telematikinfrastruktur; April 2019

Deutsche Apotheker Zeitung; https://www.deutsche-apotheker-zeitung.de/news/artikel/2018/03/26/speed-dating-zwischen-apotheker-und-pharmaindustrie/chapter:3; Mai 2019

Deutsche Apotheker Zeitung; https://www.pharma-relations.de/news/phoenix-roadshow-informiert-kunden-ueber-digitale-services-in-der-apotheke; Mai 2019

Deutsche Handwerkszeitung.de; https://www.deutsche-handwerks-zeitung.de/kraftstoffverbrauch-in-co2-ausstoss-umrechnen/150/3097/57956; April 2019

Gründerszene; https://www.gruenderszene.de/lexikon/begriffe/digital-native; Mai 2019

HCM Magazin.de; https://www.hcm-magazin.de/was-wird-von-einem-digitalen-gesundheitswesen-erwartet/150/10737/381441?xing_share=news, 07.12.2018

https://i.pinimg.com/originals/13/49/2f/13492f3d873de6bec96d645dee851d8e.png

Institut.de; http://www.institut.de/blog/glossar/fuenf-phasen-modell-krueger/; April 2019

Organisationsberatung; https://organisationsberatung.net/change-management-modelle-im-vergleich/Mai; 2019

Schröder, J. (2012): Wer rettet Dina Foxx – digitales TV Konzept. Definition Digitale Kommunikation. http://jansdigiblog.wordpress.com/2012/11/16/definition-digitale-kommunikation/; April 2019

Abbildungsverzeichnis

Abkürzungen

bzw.	– beziehungsweise
z.B.	– zum Beispiel
MSL	- Medical science Liaison
usw.	– und so weiter
App.	– Application
KI	- Künstliche Intelligenz
IT	- Informationstechnik
EU-Kommission	– Europäische Kommission
s.g.	– sogenannte
ggf.	- gegenfertig
IFABS	- Institut für betriebswirtschaftliche Analysen, Beratung und Strategie-Entwicklung
E-Mail	- elektronische Nachricht
OTC-Artikel	- rezeptfreie, in der Apotheke frei verkäufliche Medikamente – „Over the Counter"
FSA	- Freiwillige Selbstkontrolle für die Arzneimittelindustrie
AMG	- das Arzneimittelgesetz
HWG	- das Heilmittelwerbegesetz
OCE	- Orchestrated Customer Engagement
MCM	- Multichanel-Marketing

Anhang: Umfrage

	Arzt 1	Arzt 2	Arzt 3	Arzt 4	Arzt 5	Arzt 6	Arzt 7	Arzt 8	Arzt 9
1. Sind sie in der Praxis mit dem Internet verbunden?	ja	ja	ja	ja	ja	nein	ja	ja	ja
2. Haben Sie einen Newsletter von einem Pharmaunternehme n abonniert?	nein	nein	ja	nein	nein	nein	ja	ja	nein
3. Kommunizieren Sie per E-mail mit einem pharm. Unternehmen oder dessen Vertreter?	ja	ja	ja	nein	nein	nein	nein	ja	ja
4. Haben Sie schon einmal an einer Skype oder online Fortbildung eines pharm. Unternehmens teilgenommen?	nein	nein	nein	nein	nein	nein	nein	nein	nein
5. Wären Sie bereit bei einer Neueinführung eines Präparates per Skype oder über Face Time mit dem Pharmareferenten zu kommunizieren zu Zeiten Ihrer Wahl?	ja	ja	ja	nein	nein	nein	nein	ja	ja
6. Nehmen Sie an Programmen teil die Daten oder Krankheitsverläufe sammeln und auswerten?	nein	nein	ja	nein	ja	nein	ja	ja	ja
7. Bieten Sie online-Sprechstunde an?	nein	Nicht mehr	ja	nein	nein	Nicht mehr	nein	ja	ja

Abb. 13: Kleine Umfrage unter den niedergelassenen Fachärzten zum Thema Digitalisierung, durchgeführt von der Arbeit Verfasserin

Teilnehmer der Umfrage:

Arzt 1: Urologe, 35 Jahre alt

Arzt 2: Hautarzt, 65 Jahre alt

Arzt 3: Hautärztin, 40 Jahre alt

Arzt 4: Urologe, 60 Jahre alt

Arzt 5: Urologe, 42 Jahre alt

Arzt 6: Hautarzt, 55 Jahre alt

Arzt 7: Hautarzt, Professor; 70 Jahre alt

Arzt 8: Urologe, 55 Jahre alt

Arzt 9: Hautärztin, 38 Jahre alt

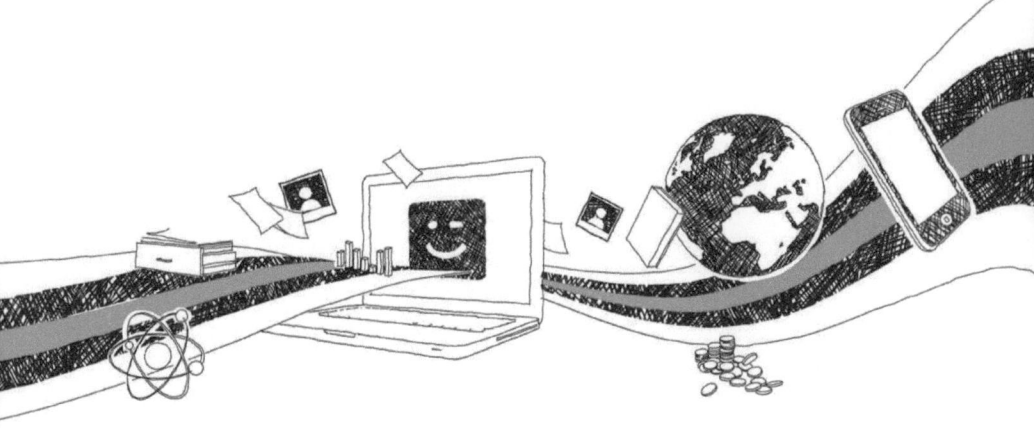
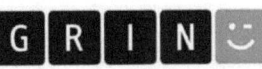